病毒感染时期
肿瘤专科医院的应急管理

BINGDU GANRAN SHIQI ZHONGLIU
ZHUANKE YIYUAN DE YINGJI GUANLI

四川省肿瘤医院　编著

U0254493

四川科学技术出版社

图书在版编目（ＣＩＰ）数据

病毒感染时期肿瘤专科医院的应急管理／四川省肿瘤医院编著. -- 成都：四川科学技术出版社，2023.7
（肿瘤合并病毒感染问答丛书）

ISBN 978-7-5727-0985-2

Ⅰ.①病… Ⅱ.①四… Ⅲ.①肿瘤医院—突发事件—卫生管理—四川 Ⅳ.①R197.5

中国国家版本馆CIP数据核字(2023)第086766号

肿瘤合并病毒感染问答丛书

病毒感染时期肿瘤专科医院的应急管理

四川省肿瘤医院／编著

出 品 人	程佳月
策划编辑	肖　伊
责任编辑	李　栎
责任校对	王天芳
制　　作	成都华桐美术设计有限公司
责任出版	欧晓春
出版发行	四川科学技术出版社
地　　址	四川省成都市锦江区三色路238号新华之星A座 传真：028-86361756　邮政编码：610023
成品尺寸	130mm×184mm
印　　张	3.375　字　数　73千
印　　刷	四川机投印务有限公司
版　　次	2023年7月第1版
印　　次	2023年7月第1次印刷
定　　价	28.00元

ISBN 978-7-5727-0985-2

"肿瘤合并病毒感染问答丛书"
编委会

主　编

易　群　　林桐榆　　路　顺　　廖　洪

副主编

周　进　　万绍平　　徐珊玲　　江庆华

肖洪涛　　熊竹娟

编　委

吴春霖	李　扬	谭　政	刘　丽	尹　刚
敬小梅	魏　娜	董　伟	贺光明	卢　松
王久惠	彭　玲	杨　青	李吟枫	罗　蕾
殷　利	刘　鑫	罗　稀	贾　政	马　雪
漆婷婷	蒋　倩	程　凯	陈　娅	李梦霞
毛　棉	李　涛	邓远乐	易　芳	

《病毒感染时期肿瘤专科医院的应急管理》
编委会

从2019年底至今，我国整体对新型冠状病毒①感染的控制卓有成效，但因病毒仍在不断变异，故其相关危害仍然存在。在病毒感染人群中，由于肿瘤患者本身免疫功能低下，加之接受放化疗、手术等抗肿瘤治疗引起的免疫抑制，导致肿瘤患者更易感染病毒，并且肿瘤患者一旦感染病毒，可能会使肿瘤病情变得复杂化，故肿瘤专科医院面对病毒传播带来的挑战，仍需做好相关防控工作，不可松懈。

　　为此，自2023年1月初，由我院临床科室、护理部、医院感染管理科、药学部、营养科等近150名专家组成了"肿瘤合并病毒感染问答丛书"编写组和各分册编写小组。首先，本丛书编写组成员先后多次讨论制订了本丛书的编写框架，确定了各成员所要撰写的分册内容及编写格式要求；其次，各分册编写小组按照框架完成了各分册初稿；再其次，各分册编写小组多次讨论、修改完善并交叉审核；最后，由本丛书编写组反复核对、校稿，完成本丛书相关图片的绘制，最终于2023年2月定稿并交付出版社。

　　本丛书包括5个分册：《病毒感染时期肿瘤专科医院的应急管理》《肿瘤患者合并病毒感染的医疗救治》《肿瘤患者合并病毒感染的护理》《肿瘤患者合并病毒感染的药事管理及临床用药》《肿

---

① 下文如无特殊说明，"病毒"均指新型冠状病毒。

瘤患者合并病毒感染的全程管理》，系统阐述了从病毒感染防控期间肿瘤专科医院的应急管理到肿瘤患者合并病毒感染的医疗救治、护理、药事管理及临床用药、全程管理等内容。

本丛书具有以下特点：

1.科学性。本丛书主要依据国际、国内发布的病毒感染诊疗指南、共识、方案等，确保其科学性、严谨性。

2.实用性。本丛书主要针对医院在防控病毒感染中所遇到的问题，是很多医院普遍存在的共性问题。本丛书将这些问题的解决方案进行充分总结并结合相关资料进行了提炼，因而具有较强的实用性。

3.可读性。本丛书采用问答的形式，简洁明了地回答读者所关心的问题，并结合图片、表格、案例等，形象生动地进行阐述，具有较好的可读性。

本丛书可供肿瘤专科医院医务人员和管理人员阅读，也可供其他专科、综合医院医务人员和管理人员参考。希望本丛书的出版，能够为肿瘤合并病毒感染患者的管理提供参考和建议。由于编者水平有限，丛书中难免有疏漏之处，敬请各位读者批评指正。

最后，在本丛书付梓出版之际，特对参与本丛书编写和对本丛书编写提出宝贵建议的各位专家、同行表示衷心的感谢！

编　者

2023年5月

目录

感控篇

门 诊 ／ 住 院 篇

后 勤 保 障 篇

信 息 宣 传 篇

临床试验篇

【基金资助】 四川省科技计划：2023JDR0070

管理篇

👨‍⚕️ **问题1：** "动态清零"时期的重要经验应继续保留的有哪些？

（1）医疗机构需要加强医院感染控制（简称感控）人才队伍建设，确保感控专职人员配备充足、感控队伍专业结构合理，保持感控队伍的稳定性。不得因对病毒感染实施"乙类乙管"而降低感控人员配置标准，应根据工作量和相关规定配备专职感控人员。

（2）根据发热患者实际收治情况动态调整发热门诊（发热诊室）值守人数，常态化保持发热门诊（发热诊室）设置，灵活派员上岗。

（3）固化住院病区"一人一陪护"的做法，除急危重症患者救治病区，儿科、妇产科等特殊科室，原则上住院病区不允许多人陪护，减少病区人员流动。

（4）固化科室支援机制，如互调医护人员交叉支援，提升医护人员在紧急情况下流动互济支援、快速形成"战力"的能力。

（5）延续传染病多部门网格管理机制，做好宣传引导，保持并持续提高各部门公共卫生应急处置水平。

👨‍⚕️ **问题2：** 肿瘤患者因发热到发热门诊就诊，应如何处置？

肿瘤患者因发热到发热门诊就诊，医生需要鉴别患者属于感染性发热还是肿瘤相关性发热。如果患者属于感染性发热，应开具抗病毒或抗菌药物，适时使用解热镇痛药物和其他对症治疗药物。如果患者属于肿瘤性发热，则进行病因治疗。如果属于肿瘤治疗相关性发热，如化疗诱导粒细胞减少伴感染所致，则进行升白细胞及抗感染处理。

如新型冠状病毒（简称新冠病毒）抗原或核酸检测呈阳性，医生应根据患者病情评估是否需要住院治疗，如患者无须住院，则在开具对症治疗药物后，嘱咐患者做好个人防护，正确佩戴医用防护口罩或外科口罩，居家治疗。如需住院，则应将患者安排到对应科室实施单间隔离，或与其他阳性患者同室隔离治疗。

接诊诊室立即开展环境消毒后可继续接诊。

问题3：肿瘤患者在发热门诊留观，病情变化如何处置？

肿瘤伴发热患者留观期间，门诊医护人员应定时查看留观患者，密切关注患者病情变化。如果病情变化，首诊医生评估是否需要请会诊，如果出现急危重症表现，应第一时间在发热门诊进行抢救。如果发热门诊急救条件和设施不能满足该患者的救治需求，应通知急诊医生参与救治，或将患者转移到急诊科缓冲抢救区进行抢救。医护人员做好相应防护措施。如果急诊科不能处理，应立即通过绿色通道转移到重症监护室（ICU）隔离病房进行处置，需要手术的应转手术室行急诊手术。如果该患者新冠病毒抗原或核酸检测为阳性，应在急救同时上报医务部和医院感染管理办公室。

👨‍⚕️ **问题4：新形势下肿瘤专科医院发热门诊功能定位如何调整？**

《发热门诊设置管理规范》要求二级及以上综合医院、所有儿童专科医院都要在医院独立区域规范设置发热门诊和留观室。虽然肿瘤专科医院不在此要求中，但在病毒感染流行期间，应按照"应设尽设"原则，开设发热门诊或诊室。

目前保留的发热门诊，其功能有所转变，弱化了"哨点"作用，主要实施一部分门诊患者分流功能，同时做好对发热门诊医护人员的病毒感染医疗救治培训，能在应急状态下迅速补充医疗救治力量。

👨‍⚕️ **问题5：病毒感染患者的分类收治及医疗救治人员的梯队建设在肿瘤专科医院如何实现？**

肿瘤专科医院因为学科的局限性，为保证有效地利用医疗资源，需根据医院科室专业特点和人员、设备的配置情况，将病毒感染患者分层分类分梯队进行医疗救治，建立医疗救治医务人员三个梯队：重症医学科为第一梯队，普通内科为第二梯队，胸部相关外科、放疗科、中西医结合科为第三梯队。通过对病毒感染相关诊疗方案的培训提高医护人员的医疗救治能力，人人考核过关，确保医疗救治人员分工明确、技术过硬。第一梯队收治病毒感染重型、危重型病例。第二梯队收治中型病例、高龄合并严重基础疾病（心脏病、肿瘤等）但病情稳定的轻型病例。第三梯队收治未合并严重基础疾病的轻型病例。另需根据患者人数，储备一定数量的科室作为收治病毒感染患者后备科室。

问题6：肿瘤专科医院收治病毒感染患者的流程中要点有哪些？

为了减少住院患者病毒感染风险，所有病毒感染患者都应通过专科医生判断病情、评估分型，按照分层分类分梯队原则联系相应科室医生办理入院手续。

经治医生应严格按照诊疗规范、指南，及时对病毒感染患者进行分类、评估分型，如病情发生变化要及时请院内救治专家组专家会诊，并按会诊意见重新评估分型。评估为重型、危重型的病毒感染患者，原则上应转入ICU治疗。若因特殊原因不转入ICU，必须进行特殊医患沟通，患方应知情同意并签字。

为规范会诊秩序，严格把控奈玛特韦片/利托那韦片的适应证，医疗救治专家组专家划片负责病毒感染患者会诊。抗病毒药品需经授权专家会诊并开具处方后，药师才能调剂发药，将紧缺药品用于特别需要的患者。

问题7：肿瘤患者术后发现病毒感染，应如何处理？

肿瘤患者入院前需进行病毒核酸检测，结果为阴性才能正常入院，但在住院期间也存在病毒感染的风险。肿瘤患者术后发热应注意与病毒感染鉴别，如果病毒抗原或核酸检测呈阳性，应启动临床应急机制，同时将患者转入阳性隔离区，密切关注病情变化。如病情转为重症、危重症后，应及时将患者转入重症医学科隔离治疗，并常态化开展病毒核酸检测直至解除重症。必要时请院内专家会诊，提出最优术后治疗与抗病毒治疗建议。

问题8：肿瘤患者化疗期间发现病毒感染，应如何处理？

肿瘤患者本身身体的免疫功能低，经过化疗、免疫治疗等处理后，身体的免疫抑制会特别明显，抵抗力下降，且同时可能伴有一些基础疾病，病毒在入侵时更易繁殖和扩散，如果再继续给予抗肿瘤治疗，往往会加速伤害身体，增加重症发生的风险。故急性感染期应暂停抗肿瘤治疗，待病毒感染症状缓解，病毒核酸检测连续两日阴性后，再给予相关的抗肿瘤治疗。

问题9：为减少感染发生，住院患者及陪护人员如何管理？

（1）患者住院期间严禁离开医院，需要做检查、治疗时离开病区并登记。

（2）病区实行24小时门禁管理，禁止探视人员及其他无关人员进入病区。

（3）根据患者病情评估陪护需求，确需陪护的由病区签发陪护证，发放原则为一患一证。

（4）陪护人员进入病房大楼需陪护证、佩戴口罩，在测量体温正常后方可进入病房。

（5）不允许患者和陪护人员聚集聊天或到其他病房串访；做好自我防护、戴口罩，保持人与人之间距离1 m以上。

（6）病区每日筛查患者及陪护人员体温、呼吸道症状，如陪护人员出现发热、咳嗽等症状则不能进行陪护，应及时就诊，并向病区医务人员报告。

（7）所有在院人员，必须遵守咳嗽礼仪，保持病区干净整洁，定时开窗通风，使用后的口罩不得随意丢弃，应投入黄色医疗垃圾袋内。

👨‍⚕️ **问题10：病毒感染急危重症患者医疗救治工作如何开展？**

（1）建立医疗救治专家组。组织重症医学科、呼吸科、普通内科或其他相关专业医生，负责全院病毒感染患者的诊断和治疗。

（2）全院人员调配。在主要收治科室人员不足情况下，调配其他科室医护人员进行补充。

（3）建立专业护理团队。俯卧位通气对病毒感染者特别重要，培训一批主要由男护士组成的护理团队负责患者俯卧位通气支持。

（4）建立治疗设备调配机制。组织专人对全院治疗情况进行设备调配，提高设备有效使用率。

（5）建立会诊制度。专家组每周两次定期对全院病毒感染重型、危重型患者进行会诊和多学科讨论，及时调整治疗方案，必要时请省级医疗救治专家会诊。

（6）加强院前急救与院内急诊有效衔接。打通急诊、留观、病房衔接通道，注重重症患者处置关口前移。

（7）建立转院通道。经专家组评估，如本院救治条件有限患者需要转院，安排负压救护车转运患者到定点医院救治。

👨‍⚕️ **问题11：肿瘤专科医院如何整合医疗资源来应对急剧增多的患者数量？**

在病毒感染大流行时期，病毒感染患者急剧增多，肿瘤专科医院也应承担相应病毒感染患者的医疗救治责任，按照以下要点积极应对，做好医疗救治工作。

（1）医院需要开放所有病区、病房收治病毒感染患者，所有床位统筹管理。

（2）集中优势医疗资源，调派各科室技术能力全面、业务能力过硬、心理素质强的医生和护士，混合编组，形成以一个内科医生带领其他专业医生的医疗小组。

（3）落实急诊留观患者24小时清零政策，将急诊资源更快速地循环周转起来，最大限度实现重症患者的应收尽收、应治尽治。

（4）做好治疗设备储备工作，集中统一调配呼吸机、心电监护仪、高流量吸氧设备等，实现设备高效利用。

问题12：面对可能增多的重症患者，肿瘤专科医院为保证重症患者收治，如何增加重症床位？

（1）建立全院统筹调度、应急响应一体化机制。

（2）储备足够的可转化重症床位，以供收治应急状态下突然增多的重型、危重型患者。

（3）合并相近专业的科室或病区，预备床位供重症患者使用。

（4）每天评估重症患者病情，条件允许立即转到普通病房，提高重症床位使用效率。

问题13：肿瘤专科医院医护人员的病毒感染诊疗临床技能如何提高？

肿瘤专科医院由于专业局限，医护人员病毒感染诊疗方面的知识相对欠缺，在目前疫情工作的重点从防控转变为医疗救治的情况下，必须对全院医护人员进行病毒感染诊疗院内培训。培训内容覆盖病毒感染诊疗指南、护理要点、临床抗病毒用药，以及中华医学会重症医学分会、感染病学分会的病毒感染专题培训课程等。同时各科室轮流选派医生到重症医学科轮转学习，进行重症病毒感染患者救治实操训练。组织医生参加对病毒感染患者的多学科会诊，多方面学习重型、危重型病例救治规范。

问题14：为使医院正常运行，一线临床工作如何安排？

病毒感染大流行时，医护人员被感染可能性增大，可能出现一线临床工作人员减少的情况，需要按照以下要点做好应对。

（1）摸清全院各科室减员情况，在岗人员中医生、护士、学生、医技人员数量。

（2）各科室患者总数及病重患者人数。

（3）对专业相近的科室进行合并，形成临时医疗小组对患者进行集中管理。

（4）组建医疗贮备力量，动员刚退休医护人员作为医疗力量的有效补充。

（5）注意关注一线人员健康状况，避免其他原因的"非战斗性"减员。

问题15：肿瘤专科医院的病毒感染医疗救治专家组如何组成？

为做好新形势下医院疫情防控工作，保障病毒感染患者特别是重症患者的医疗救治，医院必须成立病毒感染医疗救治专家组（以下简称专家组），负责制定并完善病毒感染患者就医流程，做好医院感染防控工作的同时保障患者医疗救治需求。同时负责对院内收治的病毒感染患者特别是急危重症患者进行医疗救治，提供专家组医疗建议。专家组成员应覆盖呼吸内科、重症医学科、普通内科、肿瘤内科、外科、影像科、检验科、药学、护理和院感的专家，并安排一名专员在救治过程中进行协调。

问题16：病毒感染患者急诊手术绿色通道如何完善？

（1）在急诊、发热门诊配置足够的担架车和轮椅，确保转运车辆送达的患者能够及时转接。

（2）理顺急诊与院内收治流程，畅通急诊患者快速分诊收治通道，提升急诊患者收治效率。

（3）手术室预留一间手术间为隔离手术间，择期手术不得占用。

（4）对于病情危及生命患者的急诊手术，手术室应立即以最短的时间安排接台，由手术室护士长全权负责调配安排。

（5）特殊情况及时请示医务部或总值班组织协调，确保绿色通道畅通。

问题17：在新形势下，肿瘤专科医院疫情防控工作重心如何调整？

"新十条"优化措施发布后，中国疫情防控的工作重心由防范全人群感染转移到保护重点人群、降低重症和死亡率。老年人、儿童、孕产妇、有基础病者、肿瘤患者等重点人群尤受关注。对于肿瘤专科医院，应重点关注肿瘤合并病毒感染的治疗，平衡肿瘤治疗和抗病毒治疗的关系，实施一人一策，精准施治，保障肿瘤患者得到及时治疗，同时最大限度避免轻型、中型病例发展成重型和危重型病例，降低病死率。

🧑‍⚕️ 问题18：肿瘤患者入院流程和转运制度如何制定？

肿瘤患者需持24小时病毒核酸阴性报告方可住院，肿瘤合并病毒感染的患者可通过急诊就诊，急诊科护士需协同医生一起对肿瘤合并病毒感染患者进行预检分诊后，根据病情安排至重症医学科或普通病房，且急诊留观不能超过24小时。患者收治入科后按照正常入科流程实施诊疗护理。

如病情允许，肿瘤患者外出放疗、手术、转科和检查等需佩戴口罩，并根据病情需要及检查项目要求，做好转运及检查前的心理护理等各项准备工作，必要时准备好抢救药物和用物。在转运及检查过程中观察患者病情变化、意识状态、生命体征等，注意保暖并保证各种管路通畅及仪器正常运行。

🧑‍⚕️ 问题19：各类学生的应急管理基本流程是什么？

（1）研究生、实习生应急管理基本流程。①联系学生所属学校，明确教育部门防疫要求；②根据教育部门和学校防疫工作，妥善安排研究生、实习生防疫；③调查并了解全院研究生、实习生状态（包括但不限于住址、密接情况、是否在岗等）；④将学生情况汇总报医院疫情防控工作领导小组，进行统筹安排；⑤向临床科室发布通知，并做好解释工作；⑥建立24小时沟通渠道，及时处理学生突发状况。

（2）规范化培训（简称规培）学员、进修人员的应急管理基本流程。①调查并了解全院规培学员和进修人员状态（包括但不限于住址、密接情况、是否在岗等）；②将在院规培学员、进修人员情况汇报给医院疫情防控工作领导小组，进行统筹安排；③向临床科室发布通知，安排相关工作，该类人员防疫管理与本院职工一致；④建立24小时沟通渠道，及时处理相关人员突发状况。

问题20：各类学生的防疫管理如何开展？

根据学生的类型，与不同机构、部门紧密联系，按照分类、分层的方式落实各类学生防疫工作。学籍在学校的研究生、实习生等，按照学校防疫要求，妥善安排相应临床工作，如遇暂停临床轮转的情况，需明确是否补轮转并向学生和临床科室做好解释工作。专科医师、规培医生、护士、药师和进修人员等学籍在医院的人员，按照医院相关要求统筹安排。建立教学管理部门和临床科室双线管理机制，学生异常情况实行科室和教学部门双报告。加强师资培训，明确指导医生责任，落实学生导师责任制，确保无遗漏。

问题21：学生的应急组织管理及各部门、科室之间如何配合？

（1）医务（院感）部门。制定全院学生的疫情防控原则，对涉疫人员的活动史、接触史进行掌握，实时记录处理疫情突发事件，与疾控部门人员配合上报最新情况，掌握重点人员名单，协调涉疫学生的临床救治工作。

（2）教学管理部门。及时发布医院相关防控要求和信息，通过教学工作群、学生管理群等渠道及时发布疫情相关信息，开展健康教育，引导学生科学、理性认识疫情，出现疫情及时进行报告。

（3）临床科室。临床科室在做好常态化疫情防控工作基础上，严格实施对所有学生的健康监测、因病缺勤追踪与登记等措施；学生如出现发热等相关症状，应当及时报告教学管理部门和医务（院感）部门，按要求进行学生疫情处置和临床救治。

（4）后勤保障部门。按临床科室需求做好应急设备和设施、物资的储备，设置临时隔离点，保障院内学生的餐饮、住宿、防护物资等，做好涉疫场所的消杀。

（5）宣传部门。密切关注疫情发展变化，做好疫情防控知识宣传、最新疫情信息发布和舆情监测、处置工作。

问题22：学生的考核工作如何开展？

（1）考前准备。建立健全工作协调机制。成立工作领导小组，全面负责涉疫常规工作和突发事件处置，完善考场内防疫工作流程和处置流程；统筹做好防护物资准备，按照要求配备口罩、一次性手套、手持式体温检测仪、含醇速干手消毒剂、含氯消毒剂等物资；设置考试进出专用通道，设立临时隔离观察室，配备基本防护用品和洗手设施。

（2）考中管理。①全面加强健康监测。所有考试工作人员和考生必须进行个人健康申报，考场内所有人员应全程佩戴口罩，注意手卫生。②全力做好应急处置管理。考试期间的异常情况处理流程如图1所示。③加强特殊操作管理，在标准化病人（SP）身体上进行操作的，考生应在检查前进行手消毒或佩戴医用手套，配备必要的个人防护用品（PPE）。④严格控制考场人员密度，根据基地实际情况，尽量分散人群，提前规

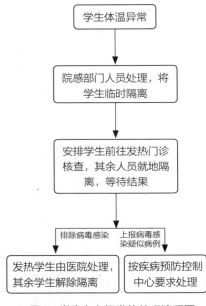

图1　学生在考场发热处理流程图

划出入路线，张贴醒目的路线指引，以确保所有人员有序入场、离场。

（3）考场管理。及时进行考场环境消毒，在卫生间放置洗手液和含醇速干手消毒剂；对通道、楼梯、卫生间等地面、墙面进行喷雾消毒，每半天至少一次。切实做好考试用品消毒。在模具上操作的，每场考试结束后，应使用有效消毒液对模具进行擦拭消毒；鼠标、键盘、桌面、椅面等，每场考试结束后擦拭消毒。

问题23：学生出现病毒感染症状后的处理流程是怎样的？

院内感染处理流程：

（1）异常处置。出现病毒核酸/抗原异常时，迅速做好平急转换，找到异常学生，异常学生原地不动，由专业人员带至留观区，其他密切接触学员有序回到住所不外出，报备社区，等待下一步处置。

（2）临时留观点处置。在临时留观点，由医务人员与疾控人员进行体温监测并简单询问流行病学史，共同进行风险研判，决定继续观察、学生返回恢复正常学习、工作或启动应急处置。

（3）转运与诊治。启动应急处置后，确诊人员由120救护车转运至定点医疗机构进行救治，判定的其他风险人员根据社区要求进行集中或居家隔离，并根据风险判断提升或降低管控措施。

（4）善后处理。教学管理部门将研究生和实习生的情况及时通报给学校，配合学校做好相关学业辅导和心理安抚；教学管理部门和临床科室共同对其他学员的健康状况进行监测，后勤保障部门对相关场所及时进行终末消毒；教学管理部门及时进行事件评估，对风险发现的及时性、处置手段的适宜性、后续风险的可能性等进行评估。

院外感染处理流程：

（1）异常处置。出现病毒核酸/抗原异常时，学生应同时向所在科室和教学管理部门报告，告知所在居住地（精确到楼栋房号），并告知是否有本院密接人员，报备社区，同时根据自身情况选择居家或就近就医。

（2）追踪监测。由学生导师或所在科室对学生情况进行追踪，教学管理部门每日进行健康打卡，掌握学生实时情况。

（3）绿色通道。根据学生情况，可安排到本院发热门诊就医。

（4）善后处理。教学管理部门将研究生和实习生的情况及时通报给学校，配合学校做好相关学业辅导和心理安抚；教学管理部门和临床科室共同对其他学员的健康状况进行监测；后勤保障部门对相关场所及时进行消毒；教学管理部门及时进行事件评估，对风险发现的及时性、处置手段的适宜性、后续风险的可能性等进行评估。

问题24：维护学生心理健康的方法有哪些？

（1）正确认识疫情，形成科学认识。医学生不仅是高校和医院工作的重点关注对象，也是未来担负人民健康使命的接班人。疫情期间学生应接受宣教，对疫情有科学的认识。

（2）调整心态，适应变化。学生要接纳消极情绪，是因为消极情绪是在提醒自己提高警惕保护好自己，是主动的情绪表达，同时，学生也要合理地宣泄消极情绪。

（3）劳逸结合，健身悦心。保证完成学习和临床工作的同时，学生应培养经常锻炼的习惯。适当地运动有益于保持身心健康。

（4）教学管理部门、临床科室和导师应建立良好的沟通机制，及时发现并疏导学生的心理问题，保障疫情期间学生的心理健康。

问题25：学生报到、请假、销假应注意哪些问题？

发生疫情时，尚未来院报到的学生宜暂缓报到，如按计划必须来院报到的学生，应提前告知其医院相关防控政策要求。报到应施行分批次、限人数报到，控制现场人数，规划好报到流程，避免人员聚集。

发生疫情时，如遇特殊情况学生需要请假，如必须本人参加的考试、应聘、婚丧及其他活动等，需严格履行请假手续。请假基本流程为：①学生提出请假申请，并注明请假事由、离返时间、请假去向等；②报所在科室带教老师、教学秘书，取得他们的同意；③请假申请提交至教学管理部门备案。学生返回时需执行销假手续，在返院前提前一天向教学管理部门报备，同时在满足医院相关防控政策要求的前提下方可返回，科室确认到岗后方可销假。

问题26：学生保障工作应注意的要点有哪些？

应把学生生命安全和身心健康放在第一位。对于研究生和住院医师，应落实导师责任制；实习生应按照学校要求落实防疫政策或暂停临床实习；进修人员应根据临床科室工作安排进行协调。保证所有在院学生的防疫、工作、后勤保障均与在院职工一致，不差别对待。因为疫情引起的工作人员减少，科室应根据实际工作量重新分派人手，避免个别工作人员承担过多的工作。

问题27：学生日常防疫物资如何发放？

在医院疫情防控工作领导小组的统一领导下，建立防疫物资的采购、储备、调拨、配送、监管体系，使防疫物资保障工作能够高效、科学、透明进行。医院疫情防控工作领导小组按照积极的物资保障原则，及时采购近期防疫物资，同时做好中长期物资采购计划，做到有备无患。

全院物资由医院统一安排；防疫物资采购由采购部负责落实购买；防疫物资存放在库房处，由各科室负责人负责防疫物资的领取、发放和日常管理。

问题28：住院期间，肿瘤患者合并病毒感染的主要诊断如何确定？

（1）若仅对病毒感染进行治疗，以"病毒感染"为主要诊断，"肿瘤疾病"为其他诊断。

（2）若仅对肿瘤进行治疗，未对病毒感染进行治疗，或未达到重型病毒感染标准的，以"肿瘤疾病"为主要诊断，"病毒感染"为其他诊断。

（3）达到重型病毒感染标准的，对肿瘤及病毒感染均进行了治疗，临床应根据"对患者健康危害最大、消耗医疗资源最多、住院时间最长"的诊断选择原则进行讨论，形成一致意见。当"对患者健康危害最大"与"消耗医疗资源最多"相矛盾时，优先选择"对患者健康危害最大"的主要疾病作为主要诊断。

问题29：医院病案打印、交接、消毒要求有哪些？

和病毒感染患者无接触的病案，应该在清洁区进行统一书写、打印。和感染患者有接触的病案（知情同意书、授权委托书等），在病房经过消毒处理后和其他病案整合，采取"单人单袋"封装管理，注明患者姓名、性别、病案号、出院科室、出入院时间等信息。科室对病案规范消毒后，安排专人分时段运送到病案科，病案科安排专人签字接收，并对交接场所进行清洁、消毒处理。纸质病案建议采用专用的高温病案消毒柜，此类消毒柜可根据需要设定温度和时间，避免过低导致消毒不彻底，或者过高导致纸张燃烧或时间过长严重影响病案耐久性，建议设置温度 60℃，时间不少于 30 分钟。有条件的医院建议引进更先进的环氧乙烷或臭氧病案/档案消毒柜，可以一次性针对大批量病案安全、高效地杀灭病毒。其优点是穿透性好，可保证消毒效果，对病案无损害；缺点是价格相对昂贵，如果经济条件不允许或无法及时采购，可考虑由院内制定流程将病案统一送至消毒供应室集中使用环氧乙烷消毒。在病毒感染疫情复杂且严重的大背景下，使用基于电子签名的无纸化病案能有效降低交叉感染风险、提高临床工作效率。

问题30：病案复印服务如何开展？

（1）已经开展在线病案复印的医院，原则上要求所有患者通过线上办理。

（2）没开展在线病案复印的医院，建议患者出院时由科室统一登记，登记内容应包含患者姓名、病案号、出入院时间、联系人、联系电话、快递地址、复印内容等相关信息，同时告知患者医院病案复印室的联系方式。复印登记信息定期交病案复印室办理快递服务。

（3）在复印手续办理窗口，患者及家属保持1m间距。医院工作人员指导患者及家属做好咳嗽礼仪。工作人员佩戴医用防护口罩，穿隔离衣，戴帽子、手套，做好手卫生及环境清洁与消毒。

问题31：肿瘤合并病毒感染重症患者在住院期间死亡的主要诊断如何选择？

一旦发生肿瘤合并病毒感染重症患者在住院期间死亡的情况，临床科室应立即上报医务部门，由医务部门组织医疗救治专家组进行综合研判，确定死因诊断。

问题32：病毒性感染病案编码质控如何开展？数据上报要求有哪些？

病毒性感染作为国家重点监测的公共卫生事件，上报国家监测平台时间紧，为避免误报、漏报等情况，病案科应及时对涉及病毒性感染的所有病案开展重点质控。按照国家的病案质控标准进行常规质控，对于病毒感染等特殊病历进行专家讨论。病案科应成立数据上报专班，按照国家相关法律法规要求，按照卫生行政部门管理要求，开展数据统计上报工作。

问题33：病毒核酸检测的质量如何保证？

应选用扩增检测试剂盒指定的核酸提取试剂和扩增仪，从以下三个方面加强病毒核酸检测质量控制：

（1）性能验证。用于临床标本检测前，实验室需对由提取试剂、提取仪、扩增试剂、扩增仪等组成的检测系统进行性能验证，性能指标包括但不限于精密度（至少要有可重复性）和最低检测限，选用高灵敏的试剂（检测限值≤500 copies /mL）。

（2）室内质控。每批检测至少应设置一份弱阳性质控品（第三方质控品，通常为检测限值的1.5~3倍）和3份阴性质控品（生理盐水），质控品随机放在临床标本中，参与从提取到扩增的全过程。每批次三阴一阳质控均在控方能审核报告。

（3）室间质评。实验室常态化参加国家或省级临床检验中心组织的室间质评，室间质评结果需合格。

问题34：病毒核酸检测过程的安全管理如何进行？

（1）基本要求。病毒核酸检测应在生物安全二级实验室进行，并应在生物安全风险评估的基础上，采取适当的个体防护措施。

（2）实验前安全要求。应使用0.2%含氯消毒剂或75%乙醇进行桌面、台面及地面消毒。消毒剂现配现用，时效不超过24小时。转运至实验室的标本转运箱应在生物安全柜内开启。转运箱开启后，使用0.2%含氯消毒剂或75%乙醇对转运箱/桶内壁和标本采集密封袋进行喷洒消毒。

（3）核酸提取和检测安全要求。标本进行核酸提取和检测时应尽可能在生物安全柜内进行操作。如为打开标本管盖或其他有可能产生气溶胶的操作，则必须在生物安全柜内进行。

（4）实验结束后清洁要求。需对实验室环境进行清洁，消除可能的病毒核酸污染，包括实验室空气清洁、工作台面清洁、生物安全柜消毒、转运容器消毒等。

感控篇

問题35：肿瘤患者住院前是否需要查验病毒核酸阴性证明，住院期间是否需要开展病毒核酸检测？

根据四川省发布的疫情防控工作指引以及美国国家综合癌症网络（NCCN）癌症相关感染的预防和治疗指南，为保障抗肿瘤治疗安全有效开展，需要查验新入院患者及陪护的24小时病毒核酸阴性证明。

原则上，住院期间开展症状性监测，并且非必要不开展病毒核酸或抗原检测。为减少重型、危重型患者的感染风险，推荐对"病危"患者进行病毒核酸"单采单检"，并按照每3天一次的频率进行复测，直至停止开具"病危"医嘱。推荐对呼吸道手术患者常规开展病毒核酸检测，对于病毒核酸阳性患者可采取早期介入抗病毒治疗，减少重症发生率。

問题36：在院感染病毒的肿瘤患者如何管理？

住院患者检测出病毒核酸或抗原阳性后，应该充分评估患者病情，如病情允许出院，可建议患者出院居家隔离治疗；同时密切开展症状性监测，如出现持续发热>3天、呼吸困难等重症表现，应立即寻求医疗救治。如因病情影响暂不能出院，则将患者转入隔离病房治疗，如果隔离病房数量不足，应根据需求进行扩充；住院期间需密切监测患者各项指标，防止病情向急危重症转化，必要时应立即转入重症医学科ICU进行相关治疗。处置流程如图2所示。

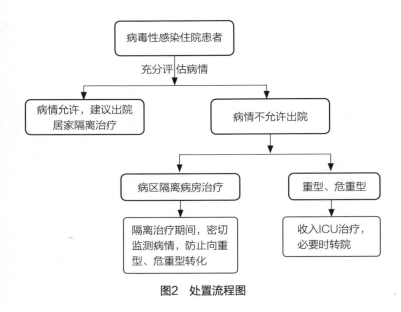

图2　处置流程图

👨‍⚕️ 问题37：在肿瘤患者合并病毒感染被隔离收治时期，病区内阳性区域如何设置？

医疗机构需要明确相对独立的区域用以收治病毒核酸阳性患者，并确保医护人员相对固定，不与普通病区医护人员交叉。固定的阳性区可以为独立院区、楼栋、病区或病室。各病区可依托缓冲病房设置阳性隔离区，可根据阳性患者人数合理扩充隔离病房数量。原则上隔离病房应选择在病区末端，靠近污物通道一侧，隔离病房具体设置可参考图3。

医务人员进入红色区域时除正确佩戴医用防护口罩外，可根据需要穿戴手套、隔离衣、帽子和面罩：若与患者无近距离接触，可不穿隔离衣、不戴面罩；在进行患者转运、康

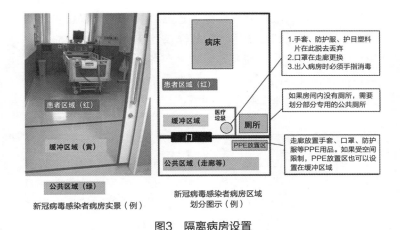

1. 手套、防护服、护目塑料片在此脱去丢弃
2. 口罩在走廊更换
3. 出入病房时必须手指消毒

如果房间内没有厕所，需要划分部分专用的公共厕所

走廊放置手套、口罩、防护服等PPE用品。如果受空间限制，PPE放置区也可以设置在缓冲区域

病床

患者区域（红）

缓冲区域

医疗垃圾

门

厕所

PPE放置区

公共区域（走廊等）

患者区域（红）

缓冲区域（黄）

公共区域（绿）

新冠病毒感染者病房实景（例）

新冠病毒感染者病房区域划分图示（例）

图3　隔离病房设置

复训练、辅助用餐、换尿布等近距离接触时，建议穿隔离衣和戴面罩。

问题38：运送病毒核酸标本、病毒感染者产生的医疗废物的转运人员如何防护？感染者产生的生活垃圾和医疗废物如何处理？

在正确收集病毒核酸标本及保证转运箱日常清洁、消毒的前提下，病毒核酸标本转运交叉感染风险不大。转运病毒感染者产生的医疗废物的人员在出入诊疗区域转运标本时，需做好日常穿戴防护，做好手卫生，佩戴好医用防护口罩。

根据《医疗废物管理条例》《医疗卫生机构医疗废物管理办法》等规定，医疗卫生机构收治的传染病病人或者疑似传染病病人产生的生活垃圾，应按照医疗废物进行管理和处置。因此，接诊、收治病毒感染者的诊疗区域产生的医疗废物和生活垃圾均应按照医疗废物进行处置，使用双层包装物进行盛装，当医疗废物达到包装物或者容器的3/4时，应当使用有效的封口方式，使包装物或者容器的封口紧实、严密。包装物或者容器的外表面被感染性废物污染时，应当对被污染处进行消毒处理或者增加一层包装。

😷 **问题39：医疗机构是否需要常规开展环境核酸采样检测？**

不需要。因为根据《医院消毒卫生标准》（GB 15982—2012），医院各类环境空气、物体表面、医疗器械需满足消毒效果监测时的相应菌落数要求，并非以环境核酸采样阴性作为清洁、消毒合格的判断标准。即使环境核酸采样阳性，也可能是由于环境中存在着被"杀死"的病毒基因片段，不代表就是活病毒，也不代表具有传染性。因此，医疗机构不需要常规开展环境核酸采样检测。

😷 **问题40：肿瘤合并病毒感染者死亡后尸体怎样处理？处理者怎样做好防护？**

（1）肿瘤合并病毒感染者死亡后，应尽量减少尸体移动和搬运，由经培训的工作人员在严密防护下及时处理。

（2）用有效氯浓度为3 000～5 000 mg/L的消毒剂或0.5%过氧乙酸的棉球或纱布填塞尸体口、鼻、耳、肛门、气管切开处等所有开放通道或创口；用浸有消毒剂（有效氯浓度为20 000 mg/L）的双层布单包裹尸体，装入双层尸体袋中，由专用车辆直接送至指定地点尽快火化。

（3）死亡患者住院期间使用的个人物品经消毒后方可由家属带回家。

（4）处理患者尸体的医务人员应按照要求穿工作服、戴一次性工作帽、医用防护口罩，穿一次性隔离衣/医用防护服、一次性鞋套，戴乳胶手套、护目镜/防护面屏。医务人员应按照防护用品穿脱流程在指定的区域穿脱防护用品，并进行个人卫生处置。

问题41：医疗机构工作人员的防控要求有哪些？

（1）开展症状性监测，非必要不做病毒核酸/抗原检测。

（2）做好个人防护，规范佩戴口罩等，做好手卫生。

（3）减少不必要的外出，倡导单位至家庭"两点一线"。

（4）勤开窗通风，保持工作环境清洁干净。

（5）增强风险意识，做好个人"小闭环"，工作、休息、就餐时与他人保持一定距离。

问题42：救护车转运病毒感染者的注意事项有哪些？

①驾驶员出车前按照二级防护标准做好个人防护准备，规范佩戴医用防护口罩；②使用负压救护车前应先检查负压装置是否正常工作；③转运完毕后驾驶员按流程脱卸防护用品，并进行手卫生、沐浴更衣，及时对车辆内外进行全面消毒。

问题43：医务人员发生呼吸道职业暴露后处置流程有哪些？

（1）护理人员发生呼吸道职业暴露时，应即刻采取措施保护呼吸道（用规范实施手卫生后的手捂住口罩或紧急外加一层口罩等），按规定流程撤离污染区。

（2）紧急通过脱卸区，按照规范要求脱卸防护用品。

（3）根据情况可用清水、0.1%过氧化氢溶液、碘伏等清洁、消毒口腔和（或）鼻腔，佩戴医用外科口罩后离开。

（4）及时报告当事科室的主任、护士长和医疗机构主管部门。

（5）及时填写医护人员职业暴露记录表，尤其是暴露原因，认真总结分析，预防类似事件的发生。

问题44：感染过奥密克戎变异株的人会不会出现二次感染？重复感染如何避免？

感染一次奥密克戎变异株后，人体形成的免疫力会起到一定的保护作用，不管有无症状，在3～6个月二次感染的概率相当低，多数人在相当长时间内不会重复感染奥密克戎。

但是感染奥密克戎后经过一段时间，相应保护力水平下降，如果遇到免疫逃逸能力强的毒株，再感染的风险也会增加。再次感染主要发生在一些免疫力低下的人群中，而且感染后的症状通常比第一次轻微。但每次感染都是独立事件，不能排除会有个体出现更严重的情况。对于个人来说，预防感染最好的办法仍是落实好防护措施，包括接种加强针、正确选用及佩戴口罩、做好手卫生、保持社交距离等，以降低感染风险。

问题45：医疗机构工作人员出现病毒感染相关症状怎么办？

对于出现发热、呼吸道症状等相关症状的工作人员，可以先进行抗原检测，并根据健康状况和检测结果，合理安排工作或居家休息，根据需要开展病毒核酸检测。如确因工作需要，无症状、轻症人员可继续上班，并应全程规范佩戴口罩，并注意咳嗽礼仪，加强手卫生，单独用餐；尽量在独立区域办公，固定诊疗，护理阳性区患者；做好工作区开窗通风或空气消毒，强化环境物表清洁、消毒。

问题46：家人或同住人员中有人感染病毒，除感染者单间隔离外，其他注意事项有哪些？

与感染者一起生活的人都可能发展为新的感染者，除做好感染者居家隔离外，要实行分餐制、无接触式物品配送，加强通风换气，以及定时开展公共区域消毒。感染者使用后的卫生间要"一用一消毒"，推荐采用有效氯浓度为1 000 mg/L的消毒剂喷洒、擦拭消毒或75%乙醇擦拭消毒。

问题47：如医疗机构内有较多的病毒感染者，未感染的工作人员如何进行个人防护？

当前流行的病毒感染以飞沫传播为主，在密闭空间下存在气溶胶传播的可能，故日常工作中个人防护可在标准预防的基础上增加佩戴医用防护口罩。

不建议在医用防护口罩外叠加佩戴口罩。因为符合标准的医用防护口罩对非油性颗粒物的过滤效率可以达到95%，而医用外科口罩的过滤效率一般为30%，在医用防护口罩外再加一层医用外科口罩，对其过滤性作用甚微。同时佩戴多个口罩不能有效增加防护效果，反而增加呼吸阻力，并可能破坏口罩的气密性。医用防护口罩建议使用时限为6～8个小时，头戴式医用防护口罩相对于挂耳式医用防护口罩气密性较好。

问题48：是否推荐肿瘤患者接种病毒疫苗？哪些肿瘤患者应该接种疫苗，哪些不应该接种疫苗？

肿瘤患者病毒性感染的发生率、重症的发生率都高于普通人群，因此肿瘤患者是更需要接种疫苗来加强防护的。

应该接种的情况包括：①根治性手术切除治疗后身体情况良好的早期肿瘤患者，或已经完成放化疗、靶向治疗、内分泌治疗、免疫治疗等至少1个月的康复期患者；②正在接受内分泌治疗且无明显不良反应的患者；③恶性肿瘤术后超过3年，不再进行放化疗的患者；④肿瘤控制良好、免疫力正常、处于复查阶段的患者；⑤开始化疗的2周前或结束化疗1～3个月，若一般情况稳定可接种。

不应接种的情况包括：①对前1剂疫苗或疫苗任何成分发生严重过敏反应或全身性过敏反应是接种疫苗的禁忌；②正在进行化疗的患者不建议接种；③正在接受免疫治疗的患者不建议接种，因为接种疫苗后，可能会产生过强的免疫反应，导致或者加重免疫相关不良反应的产生。

问题49：恶性肿瘤患者如何预防病毒感染？

预防病毒感染主要依靠患者自身的免疫力和日常防护，因此应做好科学饮食、均衡营养、适当锻炼、合理作息，提高机体免疫力，加强日常防护。此外，接种疫苗是目前最有效的预防手段。对于恶性肿瘤患者是否接种疫苗，《新型冠状病毒肺炎疫情期间实体肿瘤患者防护和诊治管理相关问题中国专家共识（2022版）》（以下简称《中国肿瘤专家共识》）给出的建议如下：恶性肿瘤患者病毒感染的风险、感染后的重症率及死亡率均高于正常人群，更需接种疫苗进行防护。在综合评价患者身体状态、免疫功能及病情后，应鼓励患者积极接种疫苗，建议按照足量、足疗程、推荐剂量和剂次完成接种。此外，《NCCN肿瘤临床实践指南》也推荐除需接受干细胞移植、细胞治疗或近期重大手术的患者，均需尽快接种疫苗。因此，在没有特殊急症的情况下，恶性肿瘤患者均应及时接种病毒疫苗。

问题50：抗肿瘤治疗时期，实体恶性肿瘤患者接种病毒疫苗时机应如何选择？

除外某些特殊急症情况，肿瘤患者应该常规、正常剂量接种病毒疫苗。那么对于正在接受不同类型抗肿瘤治疗的实体恶性肿瘤患者，疫苗接种的时机该如何考虑呢？对此《中国肿瘤专家共识》给出的建议如下：

（1）接受手术的实体恶性肿瘤患者。应优先安排手术，术后酌情择期安排疫苗接种。对于围手术期的患者，建议待术后身体恢复，根据患者个人情况择期安排疫苗接种。

（2）接受化疗的实体恶性肿瘤患者。尽量避开骨髓抑制最明显的时间点，建议在化疗2周前或化疗结束后1~2周进行疫苗接种。

（3）接受短程放疗的实体恶性肿瘤患者。可以在疗程结束后再接种疫苗。但考虑到病毒的感染风险，并结合患者自身的意愿，也可以在放疗的任何阶段进行疫苗接种。

（4）接受内分泌或靶向治疗的实体恶性肿瘤患者。经评估者身体的综合状况后接种病毒疫苗。

（5）接受免疫检查点抑制剂治疗的实体恶性肿瘤患者。使用免疫检查点抑制剂的患者接种疫苗具有短期安全性，但需要更多的研究数据来支撑这一观点，其长期安全性还有待进一步明确。

（6）参加临床试验的实体恶性肿瘤患者。需要根据临床试验的具体方案和要求，在咨询临床项目组意见后，再决定是否接种病毒疫苗。

🧑‍⚕️ 问题51：肿瘤放疗患者能不能接种病毒疫苗？什么时间接种合适？

对于正在接受放疗的肿瘤患者，应该根据患者病情及感染后风险来综合评估接种疫苗的合适时机。根据中国抗癌协会肿瘤支持治疗专业委员会等发布的《新型冠状病毒肺炎疫情期间实体肿瘤患者防护和诊治管理相关问题中国专家共识（2022版）》，接受短程放疗的患者可待本次疗程结束后接种，考虑到感染风险及患者接种意愿，也可以在放疗的任何阶段进行接种。

🧑‍⚕️ 问题52：接种病毒疫苗是否会减少围手术期并发症？

目前的研究表明，接种病毒疫苗是降低病毒感染严重程度和减少围手术期并发症的最有效干预措施，在做外科决策时，应尽可能确认和优化疫苗接种状态。接种2剂疫苗可在一定程度上降低病毒感染后病情严重程度，而接种第3剂疫苗可显著降低病毒感染风险和病情严重程度。通常接种疫苗后需要1~2周才能产生足够抗体，因此建议在患者接种疫苗2周后安排手术，且尽可能接种3剂。

🧑‍⚕️ 问题53：接种病毒疫苗是否会导致肺结节？

目前，接种病毒疫苗导致肺结节证据不足。灭活疫苗的成分为水、灭活的病毒、氢氧化铝佐剂和无机盐辅料。接种后会使人体产生免疫反应，诱导人体产生针对病毒的免疫细胞，并不会对肺部产生明显作用。

问题54：处于化疗期间的患者如果接种病毒疫苗，是否会影响该疫苗功效？

肿瘤患者在化疗时，尤其是使用细胞毒类药物期间，其自身的免疫功能会受到影响，可能会增加疫苗接种的不良反应，也可能会降低疫苗疗效。疫苗免疫机制需要建立在良好的免疫反馈基础上，故化疗期间建议暂缓接种疫苗。化疗1个月内，患者造血、免疫等功能还未完全恢复，不建议接种疫苗。末次化疗3个月后可以接种疫苗（Ⅰ级推荐）。在末次化疗后1~3个月，对于有疫苗接种需求患者，可考虑接种。

问题55：对于暂未感染病毒的肿瘤患者，应该如何自我保护？

建议非治疗期的肿瘤患者居家康养，独立房间居住；减少与外界接触及亲友探视，避免到聚集性场所。同住的家人也要做好个人防护，避免感染。饮食上应注意蔬果搭配，补充蛋白质和维生素，同时也应注意补充水分，符合接种病毒疫苗指征的肿瘤患者应尽快接种。同时，应保持规律的作息时间，不熬夜，适当锻炼，提高自身免疫力。居家期间，保持房间通风，并加强健康监测，如遇发热、呼吸道症状等需及时到医院就诊。

问题56：为减少病毒感染风险，肿瘤患者是否应减少到医院就诊、复查、随访的频率？

需要具体评估患者的风险获益比，对于不同瘤种及治疗目标的患者，治疗建议也不同。建议优先使用互联网工具网络问诊或预约相关检查或配送适合居家使用的药物等。对正在接受抗肿瘤治疗且临床症状稳定的患者，在不影响疾病预后的前提下，建议适当延长复查时间。对根治术后或足疗程治疗后且无肿瘤复发、转移迹象的患者，建议适当延长复查时间。预防性和姑息性手术可适当推迟手术安排。术后辅助治疗的患者，在同等疗效的前提下，优先选择口服药物和周期较长的方案。接受内科抗肿瘤治疗的跨省市异地就医患者建议在通过网络咨询征得主管医生同意后，也可按期在当地医院按原方案或者指定的方案先治疗1个疗程。

问题57：为减少感染发生，肿瘤患者日常防护、监测重点有哪些？

肿瘤患者属于免疫异常群体，如正在接受抗肿瘤药物治疗（化疗、靶向或免疫治疗），更易出现免疫功能低下，较健康人更易出现感染，因此预防感染至关重要。

（1）定期复查血常规，积极升白细胞治疗。多数肿瘤患者化疗后会出现骨髓抑制，最常见的是白细胞和中性粒细胞降低，导致人体抵抗感染的能力随之降低，因此必须定期复查血常规。一旦发现白细胞和中性粒细胞水平明显降低，及时使用粒细胞集落刺激因子升白细胞治疗，从而降低感染的风险。必要时更积极地进行预防性升白细胞治疗，可评估化疗方案导致中性粒细胞降低的风险和提前使用长效升白细胞针以减少粒细胞缺乏引起感染等危险情况的发生。

（2）养成良好的卫生习惯。严格按照七步洗手法洗手，能有效做到预防感染。不要经常用手碰触鼻子、眼睛或嘴巴，避免与发生感染性疾病或急性呼吸系统疾病（常见症状有发热、咳嗽、打喷嚏、咽痛）的患者接触，外出佩戴N95口罩，尽量少去人群聚集的场所，尽量避免与动物接触，患者居所每天开窗通风2次，常用物品使用浓度75%的乙醇等进行表面消毒。

（3）定期健康状况监测。根据抗肿瘤治疗所用药物不同，患者可能出现恶心、呕吐、腹泻、便秘、血压升高等不良反应，可请主管医生开具相应的对症处理药物，减少反复就医所带来的风险和不便。同时，正在进行抗肿瘤药物治疗的患者，建议在家中备好电子血压计、指夹式血氧仪等常用小型器械，便于监测自身健康状况。

问题58：加强门诊感控，有哪些举措？

（1）再造就诊流程，防止交叉感染。因新冠病毒具有传染力强的特点，迅速根据医院门诊空间结构设置单向流动线，将医患进出通道分开（见图4）。

（2）主动控制门诊和住院人次数，减少人群聚集度。

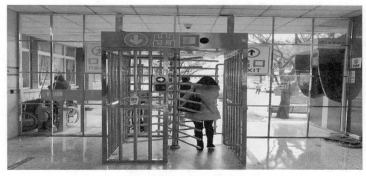

图4 单通道"闭环管理"

在疫情潜伏与发生的高峰时期内大幅控制门诊人次数，对外多渠道、多层次宣传医院群聚带来的高感染风险，主动降低人群聚集性和传播风险，确保住院患者以危重症和急症患者为主。

（3）加强传染病预检分诊工作。搭建专门的发热门诊分诊区域，有效分离疑似感染和不明患者，并向社会广泛宣传必须戴口罩才能到医院就诊，增强群体防护意识和能力。

（4）加大宣传力度，合理引导患者分时段错峰就诊，减少聚集和感染的机会。

问题59：患者就医时口罩如何佩戴？

佩戴口罩可以有效减少身边人群，尤其是老年人及患有慢性基础性疾病者等脆弱人群的感染风险。患者进入医院需要佩戴口罩，即便是"阳康"之后也要坚持佩戴口罩，做好个人防护，既保护自己，也保护他人。那么，哪些口罩具有防疫功能？包括：一次性使用医用口罩、医用外科口罩、医用防护口罩、颗粒物防护口罩（即KN95和N95）、日常防护型口罩和儿童口罩（见图5）。

口罩类型	产品标准	使用提示
一次性使用医用口罩	YY/T 0969—2013（也可参照注册证随附的技术标准）	●建议公众选用一次性使用医用口罩、医用外科口罩或以上防护级别口罩
医用外科口罩	YY 0469—2011	
医用防护口罩	GB 19083—2010	●建议家庭存留少量颗粒物防护口罩、医用防护口罩备用
颗粒物防护口罩（包括KN95和N95口罩）	GB 2626—2019或NIOSH 42 CFR Part84	
日常防护型口罩	GB/T 32610—2016	●戴口罩期间如出现憋闷、气短等不适，应立即前往空旷通风处摘除口罩
儿童口罩	GB/T 38880—2020	

图5　口罩

另外，使用口罩有两大常见误区。误区一：普通口罩耳带打个结，防护效果增强等同于N95口罩。其实并不然，将口罩耳带打结只是改变了口罩的外形，但不能改变口罩本身的材料，所以不能实现"普通口罩变N95口罩"的效果。误区二：戴两个口罩防疫效果更好。佩戴两层口罩不仅不能增加安全性，而且可能会因为口罩之间互相摩擦造成佩戴移位，反而影响口罩的气密性。在日常防护中，注意提高口罩与面部的贴合度，特别要注意压紧口罩鼻梁处的鼻夹，并注意口罩四周与脸部的贴合性，这样比戴上厚厚的口罩更有意义。如果耳带太长，可以通过打结的方式缩短；如果口罩太大或过小，可根据脸形选择不同规格的口罩。科学佩戴口罩是预防新冠病毒感染和流感等呼吸道传染病最经济、最有效、最实用的措施，所以，一定要坚持科学佩戴口罩。

👨‍⚕️ **问题60**：医务人员在检查治疗中面对需要摘取口罩的患者应注意什么？

（1）诊室通风良好，必要时采取机械通风或动态空气消毒措施。

（2）实施易产生气溶胶的诊疗操作时，相关医务人员应做好个人防护，诊疗不同患者应合理并及时更换个人防护用品。

（3）严格执行"一室一医一患"，不但可以阻断病毒传播，也可以更好地保护医护人员的身体健康和维持相对安全的工作环境。

（4）一般要求24或48小时内的病毒核酸阴性证明。

（5）诊疗无核酸阴性证明的急诊患者时，医务人员需提级防护，正确佩戴医用防护口罩，涉及喷溅操作时需佩戴防护面屏。

问题61：转运人员的个人防护应注意什么？

（1）尽量避免去到人群聚集的地方，特别是避免长时间逗留于密闭的公共场合。

（2）所有人员应加强个人防护，上班时必须正确佩戴口罩，使用过的口罩应丢弃到废弃口罩专用回收桶内，作为医疗垃圾处理，防止二次污染。

（3）注意个人卫生，勤洗手，必要时使用乙醇、消毒湿巾消毒手部和局部物品。

（4）保持房间清洁、定时通风，远离疑似感染者及感染物品，避免用手去摸眼睛、口、鼻等。

问题62：门诊环境如何消毒？

门诊诊室需每日开窗通风、换气，原则上不关窗帘。新冠病毒对紫外线和热敏感，加热至56℃保持30分钟、乙醚、75%乙醇、含氯消毒剂、过氧乙酸和氯仿等脂溶性消毒剂均可有效灭活病毒，用于空间和设备消毒。门诊公共区域设备、设施如门把手、扶梯、电梯按键、分诊台、自助机等，用有效氯浓度为500～1 000 mg/L的消毒剂擦拭消毒，不少于2次/天；体温枪等小型仪器，用75%乙醇擦拭消毒；如遇疑似病毒感染病例、血渍体液污染，立即使用一次性吸收材料清除，再用有效氯浓度为1 000 mg/L的消毒剂擦拭物体表面、拖地面，作用时间≥30分钟；采用移动消毒机消毒空气。

👨‍⚕️ **问题63**：长期门诊治疗的肿瘤患者之间的交叉感染应如何避免？

肿瘤属于慢性病，很多一般情况比较好的肿瘤患者需要进行长期门诊放疗、化疗。肿瘤患者免疫力都比较低下，一个患者被病毒感染，可能在治疗过程将病毒传播给其他患者。因此，门诊治疗科室需要重视避免肿瘤患者之间的交叉感染。日间化疗区在患者开始化疗前，要求患者行病毒核酸检测和胸部CT。如果检测结果为阳性或者患者肺部有阴影，告知患者在感染期间行化疗会加重化疗药品对人体的损伤，需要暂停治疗，也避免阳性患者传染其他患者。治疗时，患者之间保持1 m以上间距，提醒患者规范佩戴医用防护口罩或外科口罩。在每个患者治疗结束后均需对治疗区域进行清洁，每日末班消毒。

👨‍⚕️ **问题64**：门诊、住院患者之间的交叉感染应如何避免？

虽然病区实行封闭式管理，但住院患者因检查、治疗需要有时会离开病区进入门诊区域，这样就存在住院患者与门诊患者交叉感染的风险。为了降低门诊、住院患者之间的交叉感染风险，应尽量专门划分各自区域分别供住院患者和门诊患者检查。如因空间等原因，不能划分住院和门诊患者专区，则实施住院、门诊患者分流分时段检查。医技科室安排专门时段接待住院患者，确保住院患者在时空上与门诊患者分开，同时做好两类患者交替过程中的清洁、消毒工作。

👨‍⚕️ **问题65**：感染性医用织物应如何管理？

应严格遵循《医院医用织物洗涤消毒技术规范》（WS/T

508—2016）的要求。

（1）住院患者、急诊室患者应一人一套一更换，衣服、床单、被套、枕套至少每周更换2次；遇污染时应及时更换；更换后的医用织物应及时清洁、消毒；枕芯、被褥、床垫应定期清洁、消毒，被血液、体液污染时应及时更换或清洁、消毒。

（2）门诊诊室、治疗间的床单至少每天更换，如就诊人数较多则半天更换，有污染随时更换；如可能接触患者黏膜（如妇科检查等）的，应一人一换，或使用隔离单（如一次性铺巾等）。

（3）污染被服的收集运送车与干净被服发放车应分车使用，并有明显标志，收集和发放车辆应专用，并应密闭运送防止二次污染。

（4）应分别设有相对独立的使用后医用织物接收区域和清洁织物储存发放区域，标志应明确，避免交叉污染。

（5）病毒感染者织物的清洁与消毒，宜使用可水洗的医用织物、可擦拭的床垫。使用后的床单、被套等按感染性织物收集，密闭转运集中进行清洗、消毒。可用流通蒸汽或煮沸消毒30分钟，或先用有效氯浓度为500 mg/L的消毒剂浸泡30分钟，然后按常规清洗，或采用水溶性包装袋盛装后直接投入洗衣机中，同时进行洗涤消毒30分钟，并保持500 mg/L的有效氯浓度。

问题66：医疗机构环境清洁、清毒工作应如何开展？注意事项有哪些？

根据《新型冠状病毒感染防控方案（第十版）》以及

中国疾病预防控制中心消毒学首席专家推荐，常见的75%乙醇、含氯消毒剂、过氧乙酸等脂溶性溶剂以及紫外线均可有效灭活病毒，此外，双链季铵盐同样有效。

（1）空气。以开窗通风为主，每日2次，每次≥30分钟；不具备开窗通风条件的，可采用机械通风、紫外线照射、空气消毒机等进行空气净化。

（2）物体表面。根据材质的适应性可选择75%乙醇、有效氯浓度为500 mg/L的消毒剂、双链季铵盐的消毒湿巾或其他有效消毒剂进行擦拭消毒。接诊、收治病毒感染者的诊疗区域，应当以增加消毒频次为主，适当增加消毒剂的浓度，如使用有效氯浓度为1 000 mg/L的消毒剂。

注意事项：①工作人员在进行病房环境清洁与消毒前需先做好个人防护措施，着一次性隔离衣、帽子、手套，规范佩戴N95口罩，先全面清洁后再进行物体表面及地面消毒；②病房的清洁和消毒过程中需注意按照由上而下、由内到外，从清洁区、半污染区到污染区的顺序，每天坚持物体表面和地面清洁、消毒至少2次，按照"六步清洁法"的步骤清洁房间；③与患者有关的所有水平物体表面、装置和家具，必须清洁、消毒到位，特别是细小垃圾以及边角的处理，要遵循清洁、消毒、再清洁，三道清洁和消毒顺序；④擦拭过的毛巾不能随意丢到地面上，应及时回收在垃圾袋内避免二次污染；⑤用浸有消毒剂的拖布头或超细纤维清洁垫湿拖地面，作用10分钟后用无药剂的拖布头或超细纤维清洁垫再清洁一遍；⑥进行干湿拖清洁时，一定注意手动移开可移动物品，在地面消毒后将物品归位。

消杀注意事项：①喷洒消毒剂时注意避开人群；②喷洒

过程注意隐藏部位及死角；③无须特别消毒的外部环境有绿化、道路、墙壁、空气。

👨‍⚕️ **问题67**：医院院区内的高频接触物体表面消毒方法及注意事项有哪些？

高频接触物体表面是指患者和医务人员手部频繁接触的物体表面，这些部位易被污染而传播病菌，包括：床护栏、床上用品、床旁桌、楼梯扶手、电源开关、水龙头、门把手等。消毒方法及注意事项：①使用有效氯浓度为500~1000 mg/L的消毒剂进行物体表面消毒，每日消毒频次不低于3次；②在对物体表面消毒时应采用毛巾"分区分色"、八面抹尘，毛巾擦拭过程中禁止来回、反复擦拭，避免交叉污染；③使用过的消毒毛巾要及时回收清洗和消毒、烘干。

👨‍⚕️ **问题68**：病毒感染患者居住的病房消毒处理流程是什么？

室内环境/地面/患者接触物体表面：用有效氯浓度为1 000 mg/L的消毒剂浸泡、喷洒或擦洗，作用时间不少于30分钟，至少3次/天，必要时酌情增加次数。

办公用品：每班次用消毒湿巾（75%乙醇或有效氯浓度为500 mg/L的消毒剂）对医务人员办公场所桌面、电脑等物体表面擦拭消毒，至少3次/天。

医疗废物：感染者居住病房的所有垃圾均按照"新冠"医疗废物处置，双层封装，每天至少清理运送1次。每天清理区域内的医疗废物至少2次。

患者排泄物、呕吐物、分泌物：如果地面被血液、呕吐物、排泄物等污染时，先使用一次性吸水材料完全覆盖后移除，再喷洒有效氯浓度为5 000 mg/L的消毒剂至湿巾上，作用30分钟后移除，清洁干净。

洗漱间：每日消毒次数不少于3次，如人流量过高，应增加消毒频次。病毒感染者转出后终末处理流程参见图6。

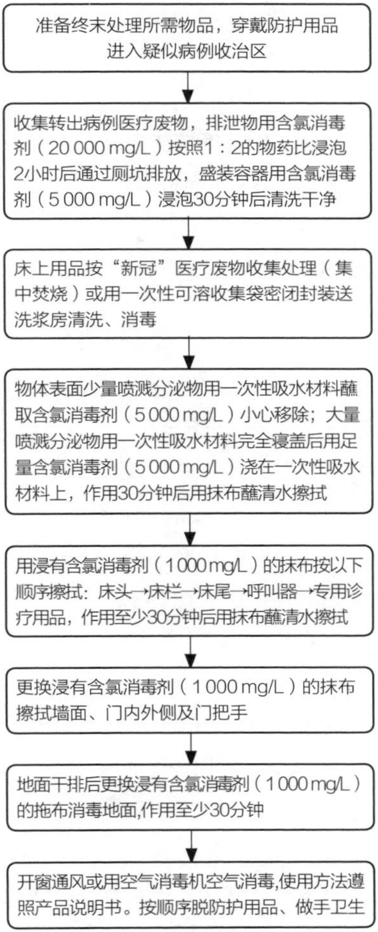

🧑‍⚕️ **问题69：公共卫生间的清洁与消毒应如何进行？**

①卫生间应始终持续保持良好的通风状态；②做好清洁卫生，勤换垃圾袋，注意保持地面无积水；③加强手卫生措施，配备洗手液、速干手消毒剂、卷纸和擦手纸等洁手用品；④加强卫生间表面消毒，可用有效氯浓度为500～1 000 mg/L的消毒剂擦拭、喷洒卫生间地面或墙面进行消毒；⑤加强卫生间的物体表面消毒，以

准备终末处理所需物品，穿戴防护用品进入疑似病例收治区

↓

收集转出病例医疗废物，排泄物用含氯消毒剂（20 000 mg/L）按照1:2的物药比浸泡2小时后通过厕坑排放，盛装容器用含氯消毒剂（5 000 mg/L）浸泡30分钟后清洗干净

↓

床上用品按"新冠"医疗废物收集处理（集中焚烧）或用一次性可溶收集袋密闭封装送洗浆房清洗、消毒

↓

物体表面少量喷溅分泌物用一次性吸水材料蘸取含氯消毒剂（5 000 mg/L）小心移除；大量喷溅分泌物用一次性吸水材料完全覆盖后用足量含氯消毒剂（5 000 mg/L）浇在一次性吸水材料上，作用30分钟后用抹布蘸清水擦拭

↓

用浸有含氯消毒剂（1 000 mg/L）的抹布按以下顺序擦拭：床头→床栏→床尾→呼叫器→专用诊疗用品，作用至少30分钟后用抹布蘸清水擦拭

↓

更换浸有含氯消毒剂（1 000 mg/L）的抹布擦拭墙面、门内外侧及门把手

↓

地面干排后更换浸有含氯消毒剂（1 000 mg/L）的拖布消毒地面,作用至少30分钟

↓

开窗通风或用空气消毒机空气消毒,使用方法遵照产品说明书。按顺序脱防护用品、做手卫生

图6 病毒感染者转出后终末处理流程

手经常接触的物体表面为主，如门把手、水龙头等，可用有效氯浓度为500~1 000 mg/L的消毒剂擦拭消毒；⑥加强洁具消毒，应专区专用、专物专用，避免交叉感染，使用后以有效氯浓度为500~1 000 mg/L的消毒剂进行浸泡消毒；⑦加强卫生间蹲坑、坐便器等设施的消毒，当有明显污染物时，需先清理污染物，之后可用有效氯浓度为500~1 000 mg/L的消毒剂擦拭或喷洒消毒。

问题70：密闭式电梯的清洁与消毒应如何进行？

（1）提醒乘客乘坐电梯时戴好口罩，勿随意取下，乘坐时尽量避免交谈。

（2）在电梯轿厢门口配置非接触式速干手消毒剂、抽纸和垃圾箱，用完的纸巾应丢弃在指定垃圾箱内。

（3）电梯轿厢壁和厢底面清洁、消毒。使用有效氯浓度为500 mg/L的消毒剂喷洒或擦拭轿厢壁和厢底，作用30分钟，再用清水擦净，每日消毒不少于3次，并做好消毒记录。

（4）电梯按键、轿厢扶手等表面清洁、消毒。用有效氯浓度为500 mg/L的消毒剂擦拭，每两个小时一次，每日消毒不少于3次，并做好消毒记录。

（5）电梯轿厢内应加强通风，必要时不使用空调。

问题71：病毒核酸样本转运的注意事项有哪些？

（1）样本包装。①第一层容器，采集人员将核对后的采集管放入透明塑料密封袋中并封严袋口，用75%乙醇喷洒密封袋外部；②第二层容器，将第一层容器放入内配有适量吸湿材料的包装盒或双层医用垃圾袋，密封后用75%乙醇喷洒消毒；③第三层容器（专用样本转运箱），将第二层容器放入具有"生物危害"标识的专用样本转运箱［推荐使用符合国际民用航空组织《危险物品安全航空运输技术细则》（Doc 9284–AN/905）（2021—2022年版）A类物品运输UN 2814标准的转运箱］。

（2）样本的运送。转运箱封闭前，须使用75%乙醇或有效氯浓度为2 000 mg/L的消毒剂消毒，转运期间转运箱内温度保持在4℃，转运人员须经专门生物安全培训并考核合格，转运人员的防护要求为二级防护，样本采集后应尽快转运。

（3）样本的交接。样本运送人员和接收人员在样本接收处对样本进行双签收，样本接收人员的个人防护按采集人员防护装备执行，在接收窗口和样本接收区均用75%乙醇对转运箱表面进行消毒，通过单向传递窗直接传入样本制备区，在生物安全柜内开箱取出样本。

门诊/住院篇

问题72：在高强度、高压力的医疗环境下，肿瘤专科的门诊管理部门对院内病毒感染防控的第一线应如何严守？

参照国家卫生健康委员会相关制度和疫情防控要求，结合医院实际情况，在保证正常诊疗工作的同时，构筑门诊管理防线，迅速出台门诊应急管理制度，做到"快、准、稳"，并严格执行相应防控措施，确保门诊医疗救治和疫情防控工作有序、有效、快速、安全地开展。构建疫情防控体系，加强人员管理，切断病毒感染疫情的传染源及传播途径，指导门诊各部门分工协作、各司其职，全院医务人员共同应对疫情考验。

问题73：门诊需要做的评估工作有哪些？

（1）评估人流量。根据预约挂号量评估每天门诊患者及家属人流量。

（2）评估空间结构。根据门诊复杂空间结构，梳理各出入口、电梯位置及到达楼层、门诊检查科室患者流动路线等，评估管控关键点。

（3）评估岗位和人力，培训预检分诊人员，明确预检分诊岗位职责。

（4）评估防护物资。首先评估现有储存量，再根据岗位设置、人力安排情况，评估疫情防控所需的物资，如一次性帽子、医用外科口罩、N95口罩、防护面屏、防护服、手套等物资的种类及数量，以及非接触式红外线体温枪及配套用的电池的数量，预估每日消耗量。

问题74：肿瘤患者需立即到发热门诊就诊的情况有哪些?

肿瘤患者就诊时出现以下5种情况,建议立即到发热门诊就诊：

（1）连续3天及以上高热（体温>38.5℃）。

（2）有明显的咳嗽、咳痰、胸闷、气紧、鼻塞、流涕、咽痛等呼吸道症状。

（3）血氧饱和度<93%。

（4）腹泻>2天。

（5）有基础疾病的患者病情加重。

问题75：肿瘤患者在发热门诊就诊，分区收治应如何实现?

在发热门诊留观区域设置阳性留观区和阴性留观区，阳性留观区可设置为多人间，阴性留观区需设置为单人间。对到发热门诊就诊的肿瘤患者，常规行抗原检测和血常规检查。对需要住院的患者开展病毒核酸检测，如果病毒抗原检测是阳性，则将患者安排在阳性留观区，病毒抗原检测阴性的则安排在阴性留观区，留观期间避免两区患者交叉。

问题76：发热门诊留观肿瘤患者病情发生变化，应如何处理?

肿瘤伴发热患者留观期间，门诊医护应定时查看留观患者，密切关注患者病情变化。如果病情变化，首诊医生评估是否需要会诊，如果出现急危重症表现，应第一时间在发热门诊进行抢救。如果发热门诊急救条件和设施不能满足该患者的救治需求，应通知急诊医生参与救治，或将患者转移到急诊科的抢救区进行抢救，且医护做好相应防护措施。如果急诊科不能处理，应立即通过绿色通道将患者转移到ICU隔离病房进行救治，需要手术的应转手术室行急诊手术。如果该患者病毒抗原或核酸检测为阳性，应在急救同时上报医务部门和院感办公室。

问题77：发热门诊医疗废物应如何处理？

（1）根据《医疗卫生机构医疗废物管理办法》，发热门诊和隔离病区产生的废弃物，包括医疗废物和生活垃圾，均应当按照医疗废物进行分类处理。

（2）发热门诊医疗废物使用双层黄色垃圾袋分类收集，达到包装3/4容量时鹅颈式封口，分层包扎，确保封口严密。袋口贴"感染性医疗废物"标识。

（3）锋利锐器必须装入锐器盒，锐器盒封闭后装入黄色垃圾袋，贴"感染性医疗废物"标识。

（4）医疗废物打包后用有效氯浓度为1 000 mg/L的消毒剂对医疗废物袋外表进行喷洒消毒。收集打包好的垃圾放入指定医疗废物暂存间。医疗废物贮存不得超过24小时，不得与其他医疗废物、生活垃圾混放。

（5）发热门诊护士与垃圾运送人员现场交接，医疗废物交接本记录交接时间、数量、重量，双方签名确认。

问题78：门诊各诊区应如何管理？

（1）严格落实三级预检分诊，同时维持诊区秩序。

（2）严格执行一室一医一患。

（3）加强诊区巡视，确保诊区秩序，防止候诊人员聚集。

（4）利用标识及喇叭等有声设备充分提醒诊区所有人员保持有效距离，标示"一米线"。

（5）强化落实诊区的消毒隔离制度。

（6）诊区增加宣教内容，以简略醒目的方式提醒患者注意防护，防止交叉感染。

问题79：门诊管理科学性和有效性应如何保证？

门诊管理需要相关人员具备专业的疫情防控知识和丰富临床经验。为了确保门诊管理科学性及有效性，需对参与防控的人员定期培训。培训内容包括：疫情常态化防控的门诊管理流程、细节和注意事项等。增加门诊医务人员对门诊管理和疫情的认识，增强预检分诊人员的专业技能。进一步完善岗位责任制度，保证对相关人员进行制度内容的规范化培训和实践，进而强化门诊医务人员感染防控意识和责任心，同时需要不断提升其与患者的沟通技巧和能力。

问题80：针对免疫力普偏低下的肿瘤患者，门诊管理的核心是什么？

在疫情复杂且严重的大背景下，为保证肿瘤患者有序收治，门诊管理的核心在于前移防疫关口，严守门诊疫情防控大门，早期甄别门诊病毒感染，控制病毒在区域内蔓延，筑牢疫情防控第一线。

问题81：如何优化门诊就诊流程？

（1）坚持传染病预检分诊制度，对发热、呼吸道症状等可疑传染病患者及时分流至发热门诊就诊，根据病毒感染流行形势，科学设置预检分诊点（见图7）。

（2）提供优质分诊服务。在医院门诊大厅各诊区安排分诊护士，引导患者有序就诊，减少患者因盲目挂号而引起的退号、换号，以及大厅长时间拥堵的问题，有效引导和分流患者。

（3）使用电子预约服务功能。设置预约门诊服务台，配备专职人员负责预约挂号服务。通过微信预约、自助预约机预约、电话预约和现场预约等多种方式为各种患者提供预约诊疗服务。

（4）提供分时段预约。推行分时段预约，合理安排患者就诊、检查时间，错开高峰期，起到分流患者的作用。

（5）改善就诊环境。建立现代化的优质就医环境。做好就诊区域环境卫生整治，加强门诊基础环境管理，为患者提供一个干净、整洁、安全、舒适的就医环境，以及私密性良好的诊疗环境和医患沟通场所。

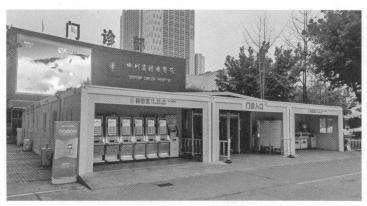

图7 "一站式"门诊服务区

（6）合理改进标识。在大厅、电梯、等候区等显著位置悬挂简便易懂的就诊流程图；设立方位指示标；在挂号单或发票上注明"请到某楼层就诊""请到某楼层某科室检验或取药"等，方便患者找到相应的楼层、科室。

（7）加强人性化服务。以重点加强细节关怀的服务方式，实施人性化医疗服务，强化医务人员的人文关怀理念、健全绿色急救通道、配备完备的设施和训练有素、技术娴熟的医务人员，将人性化服务的理念融入医院管理全过程。

问题82： 门诊三级预检分诊包括哪三级，分别做什么？

一级预检分诊：在门诊大楼入口设立体温预检通道，对所有患者和家属进行体温检测并询问流行病学史。发现发热人员（腋温超过37.3℃）或有流行病学史者，立即专人陪送到发热门诊就诊。

二级预检分诊：门诊各楼层护士站设体温监测点，对所有就诊患者再次检测体温，及时筛查发热病例，询问流行病学史。

三级预检分诊：门诊医生接诊患者时再次询问患者有无发热和来源地。对发热者或有流行病学史者，立即告知诊区护士，由诊区护士陪送到发热门诊（见图8）。

各医疗机构可根据当地病毒感染流行态势，综合考虑工作需要设置传染病预检分诊，不必固定设置三级预检分诊。

问题83： 预检分诊流程再造原因是什么，如何实现？

结合疫情防控各项要求，对门诊预检分诊强化管理、优化流程，提升面对疫情的科学防控能力。通过科学防控既方

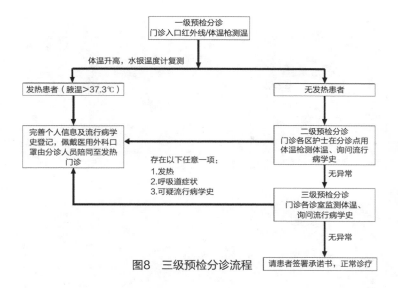

图8　三级预检分诊流程

便了群众看病就医，又提高了预检分诊效率和质量，同时也减轻了预检分诊人员的心理压力。

（1）建立"四级质控"模式，即"医务部—门诊部—各诊区—责任人"，实行"层级管理"，做到个个有任务，人人有责任，确保各项措施落实到位。

（2）合理引导患者预约挂号、分时段错峰就诊、和他人保持1 m距离（见图9）。

（3）门诊和住院患者分区域、分时段检查。

（4）根据疫情防控要求和医院的实际情况，扩容门诊候诊区（见图10）；设置红外线体温监测仪和体温监测门，实现体温的双重监测。

（5）医务部及院感办公室每日及时更新流行病学调查

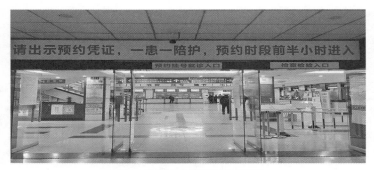

图9　合理引导分时段错峰就诊

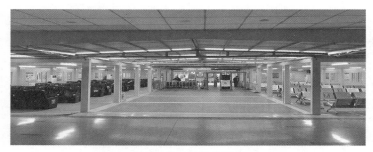

图10　扩容门诊候诊区

表，所有信息及时通知每一个预检分诊工作台。

（6）实行闭环管理。按"单向流动"原则合理规划路径，严格出入口管理并设置明显标识。

（7）设置"双通道"。医务工作人员和患者通道分设，减少感染机会。

（8）落实"一室一医一患"。

问题84：肿瘤患者门诊就诊注意事项有哪些？

疫情期间很多肿瘤患者已经自觉减少外出，但是肿瘤患者有来院就医需求，同时肿瘤患者免疫力低下，是病毒感染高危人群，医院是人员集中的地方，肿瘤患者应该选择合适时机到院就诊。首先，一些非必要的检查和治疗可适当延期，但一些必要的治疗（例如：根治性化疗、严重不良反应处理、外周中心静脉导管置管维护等）仍需按时到院完成。下列问题需注意：①患者和陪护一定要加强防护和清洁，做好手卫生，可以用75%乙醇擦拭手部、佩戴N95口罩；②陪护人员要精简，一人一陪护，推荐固定陪护，避免交叉感染；③往返医院尽量不要搭乘公共交通工具；④在就诊过程中，患者应详细告知医护人员治疗用药情况，不要隐瞒接触过什么人、去过什么地方，以便医护人员合理、有效地诊治；⑤勿在人员密集的地方逗留，离开医院回到家中，继续做好手卫生，并连续3天监测自身症状。

问题85：肿瘤专科医院收治病毒感染患者流程与注意事项有哪些？

肿瘤专科医院因为学科的局限性，为保障有效、科学利用医疗资源，需要根据医院科室专业特点和人员、设备的配置情况，分层分类分梯队对患者进行医疗救治。重症医学科收治病毒感染重型、危重型病例。普通内科病房收治中型病例、高龄合并严重基础疾病（心脏病、肿瘤等）但病情稳定的无症状感染者和轻型病例。同时划定几个肿瘤专科病房收治未合并严重基础疾病的无症状感染者和轻型病例。并根据患者数量，储备一定数量的科室作为收治病毒感染患者的后备科室。

为了减少住院患者病毒感染风险，所有病毒感染患者都应由专科医生判断病情、评估分型，按照分层分类分梯队原则联系相应科室医生办理入院。

经治医生应严格按照诊疗规范、指南，及时对病毒感染患者进行分类，评估分型，如病情发生变化要及时请院内医疗救治专家组专家会诊，按照会诊意见重新评估分型。评估为重型、危重型的病毒感染患者，原则上应转入ICU治疗。若因特殊原因不转入ICU，必须进行特殊医患沟通，患方知情同意并签字。

为规范会诊秩序，严格把控奈玛特韦片/利托那韦片的适应证，医疗救治专家组专家划片负责病毒感染患者的会诊。抗病毒药品需经授权专家会诊并开具处方后，药师才能调剂发药，将紧缺药品用于特别需要的患者。

问题86：对于需要入ICU治疗的肿瘤患者，急诊入院绿色通道或流程是什么？

（1）肿瘤患者到急诊科就诊，由肿瘤急诊科医生评估患者病情或请相应专科医生会诊，评估是否需收入ICU治疗。

（2）经评估后患者需收入ICU治疗，由肿瘤急诊科医生开具急诊入院证，家属拿入院证办理入院手续。

（3）肿瘤急诊科医生电话通知ICU，告知ICU医生患者的病情并做好收治患者的准备。

（4）家属办理完入院手续后，由肿瘤急诊科医生和护士共同将患者经院内转运专用通道护送至ICU。

（5）肿瘤急诊科护士协助ICU护士安置患者，交接病情、物品等，在转运交接本上签名。

问题87：对于需要入ICU治疗的肿瘤患者，院内转运通道或流程是什么？

（1）病房医生根据患者病情需要，发出会诊通知（ICU医生）或电话联系ICU医生通过电脑系统查阅患者生化指标及影像学资料，双方共同确认患者是否需要入住ICU接受治疗。

（2）病房护士第一时间电话联系ICU办公护士，告知患者基本情况及可能需要特殊准备的救治设备（比如：插管包、呼吸机等），同时电话通知院内做好专用电梯及转运通道管理工作。

（3）ICU办公护士转达护理组长安置相应床位，按要求做好接收准备。

（4）由病房医护人员备齐急救药品、转运器材（心电监护仪、除颤仪等），经院内转运专用通道护送患者入ICU。

（5）若患者病情需要在病房插管，病房护士通知麻醉科医生插管，同时电话通知ICU医护人员携转运呼吸机接患者入ICU。

问题88：合并病毒感染肿瘤患者的手术，术中相关人员的防护要求是什么？

医务人员按照标准预防原则，根据暴露风险进行适当的个人防护，选择不同的个人防护用品，详见表1。

表1　术中相关人员防护要求

手术相关人员	手卫生	手套	医用帽子	刷手服	一次性手术衣	医用防护口罩/医用外科口罩	护目镜/防护面屏	一次性隔离衣/防护服	头套/全面型呼吸防护器	手术专用拖鞋	鞋套/靴套
台上医护人员	+	+	+	+	+	+	+	+	±	+	±
台下医护人员	+	+	+	+	−	+	+	+	−	+	±
其他人员	+	+	+	工作服	−	+	±	+	−	+	±
患者	−	−	+	病员服	−	+	−	−	−	−	−

注：1.“＋”应穿戴的防护用品，“－”不需穿戴的防护用品，“±”根据工作需要穿戴的防护用品。

　　2. 其他人员为转运工人、保洁工人等。

　　3. 一般一次性隔离衣和防护服不同时使用；医用外科口罩和医用防护口罩不同时使用；护目镜和防护面屏不同时使用。

后勤保障篇

问题89：对于不同分型患者，治疗区应该配备的医疗设备有哪些？

（1）对于轻型病毒感染患者，应配备血氧仪等设备，随时检查患者的血氧状态。

（2）对于中型病毒感染患者，应配备血氧仪等设备，随时检查患者的血氧状态，另需要配备高流量湿化氧疗系统。

（3）对于重型病毒感染患者，应配置心电监护仪、除颤仪、无创呼吸机、心电图机、血气分析仪、麻醉机、高流量湿化氧疗系统、床旁血糖监测仪、输液泵、营养泵、微量泵、空气波压力治疗仪、震动排痰仪等。

（4）对于危重型病毒感染患者，除了配备心电监护仪、除颤仪、无创呼吸机、心电图机、血气分析仪、高流量湿化氧疗系统、床旁血糖监测仪、连续性血液净化设备（CRRT）、纤维支气管镜、喉镜、输液泵、营养泵、微量泵、空气波压力治疗仪、震动排痰仪、有创呼吸机，还可配备体外膜肺氧合（ECMO）机器。

问题90：急救类、生命支持类设备应如何选配？

该类设备及相关企业首先需要有"医疗器械注册证""医疗器械经营企业许可证""医疗器械生产企业许可证"等证件；其次，该类设备需要满足急救、生命支持类医疗器械生产标准。在采购的过程中应当考虑设备的全生命周期成本。如果拟采购进口产品，需要符合采购进口产品相关规定。另外，需优先选择能及时到货的设备。

问题91：空气消毒机应如何选配？

按照国家卫生健康委员会《新型冠状病毒感染防控方案（第十版）》，建议选择循环风空气消毒机进行消毒。《医院空气净化管理规范》（WS/T 368—2012）中第5.5条对循环风紫外线空气消毒器的适用范围、消毒原理、使用方法及注意事项进行了简单概括；第6条规定了不同部门、不同情况下的空气净化方法，并对医院不同场所空气中的细菌总数及监测有明确的要求，这就为我们监测空气消毒效果提供了质量标准和方法。《医疗机构消毒技术规范》（WS/T 367—2012）附录A3、附录C6规定了紫外线消毒的相关事项，给循环风紫外线空气消毒器的使用和消毒质量监测提供了参考。《消毒管理办法》（中华人民共和国卫生部令第27号）规范了消毒产品的生产经营，对消毒产品的采购和进货检查验收明确了要求。《紫外线空气消毒器安全与卫生标准》（GB 28235—2011）则全方位描述了紫外线空气消毒器的具体应用标准。可参考上述标准进行采购。

问题92：执行正常采购流程无法及时采购到所需设备怎么办？

可进行紧急采购。紧急采购是为应对重大突发事件而进行的一种特殊采购活动。《中华人民共和国政府采购法》第八十五条规定："对因严重自然灾害和其他不可抗力事件所实施的紧急采购和涉及国家安全和秘密的采购，不适用本法。"根据国家卫生健康委员会《医疗机构医用耗材管理办法（试行）》第二十条："遇有重大急救任务、突发公共卫生事件等紧急情况，以及需要紧急救治但缺乏必要医用耗材时，医疗机构可以不受供应目录及临时采购的限制。"

在耗材紧急采购中，耗材采购价格应参照国家集采或者各省阳光采购的价格。紧急医用耗材采购一般流程如下：使用科室提交紧急医用耗材采购申请→医用耗材管理委员会主任委员审批→采购部采购。

问题93：防疫物资采购管理应如何开展？

防疫物资采购工作面临的主要问题是市场供应不足和常规采购活动周期偏长。根据《中华人民共和国政府采购法》《四川省财政厅关于新型冠状病毒感染的肺炎疫情防控工作实行紧急采购的通知》《四川省财政厅关于进一步做好疫情防控期间政府采购工作有关事项的通知》等规定，结合医院防疫工作需求，对属于疫情相关的货物、服务和工程实施紧急采购。对供应紧张的防疫物资采取备选产品机制，广泛征集备选供应商，当首选产品供应无法满足安全库存时，依次启用备选产品，保障使用需求。

问题94：院内比选应如何调整？

可进行如下调整：①将线下比选改为线上比选，让供应商在投递比选资料的时候同时提供一份电子文档；在比选开始后，物资采购办公室将电子文档通过办公自动化（OA）系统发送给抽取到的专家，专家通过腾讯会议进行评审打分。②在评审结束后，物资采购办公室将整理好的评审结果再次通过OA系统发送给专家，以专家OA系统中的处理意见替代专家签名，同时将打印的处理意见作为评审报告附件存档。

🩺 问题95：防疫物资质量安全应如何保障？

针对疫情严峻复杂的形势，保障防疫物资质量安全尤为重要，采购部门必须严把防疫物资质量关。全面筑牢防疫物质质量安全防线须做到以下三点：一是严把防疫物资新进院质量关，针对新进院防疫物资组织专业院感管控人员开展产品资质审核、样品检验；二是严把防疫物资入库验收质量关，当防疫物资入库时，专职库房管理员按照验收标准进行严格验收；三是严把防疫物资库房管理质量关，针对已入库防疫物资，严格按照相关库存管理要求，进行温度、湿度、货架高度等管控，由专人专职管理。

🩺 问题96：防疫物资发放及数据统计应如何进行？

疫情初期，由于防疫物资生产原材料供应紧张，多种防疫物资处于无法购买的状态，采购部联合多个职能部门对院内防疫物资进行集中管理，在进行库存盘点后将院内的口罩等防疫物资回收库房，对院内各科室、部门统一进行发放。在防疫物资供应稳定后，采购部在OA系统中建立《"防控新型冠状病毒感染的肺炎"医用物资申请单》，根据院内的库存情况，要求各科室、部门按天/周/月制作计划进行申请，各科室、部门凭借物资审批单到库房进行物资领用。

根据国家卫生健康委员会要求，采购部对院内防疫物资进行每日库存量和消耗量的上报。采购部运用企业微信搭建科室、部门物资汇报平台，收集各科室、部门当日防疫物资库存数据，并结合当天运营管理系统中库房防疫物资库存数据，形成每日院内防疫物资库存量及消耗量的总和数据并进行上报。

问题97：病毒传播高峰期中央空调设备的管控如何进行？

停止使用风循环系统，定时输入新风，定期对过滤网进行消杀。

问题98：肿瘤急危重症合并病毒感染者的电梯运行绿色通道应如何建立？

①提前做好电梯运行规划，避开人群集中点，采取就近原则设立专用电梯通道；②控制好楼层操作，完善标识、标牌，做好有序引导。

问题99：病毒核酸样本转运的注意事项有哪些？

行经规划路线→到达指定科室→现场核对确认→收取标本并扫码→送至检验科。注意事项：①转运人员按照二级防护标准做好个人防护；②使用专用箱存放标本；③所有病毒核酸标本必须核查外包装合格标识，外标签贴有"核酸标本"字样方可接收、转运；④专用标本箱需贴有生物安全标识；⑤转运时必须当面交接，如有疑问应及时当面与医护人员沟通确认；⑥保证标本途经安全，防止过度震荡、容器破损、污染，如运送过程中发生标本溢漏，立即按《标本溢洒应急预案》处置，并报告院感办公室；⑦标本送达后用有效氯浓度为1 000 mg/L的消毒剂喷洒运输箱进行消毒。

问题100：如何在减少接触的情况下实现财务报销？

在病毒感染防控的关键时期，医院大力推行线上办公。为减少人员接触，实现财务报销凭证的顺利流转，医院上线了集预算、移动审批、财务报销一体的智慧财务系统，报销人员按类别在系统上提交报销申请，并上传影像资料，然后将纸质凭证交财务会计审核即可在线上进行各环节审批，完成整个报销流程。病毒感染期间，智慧财务系统的线上报销功能有助于减少人员接触，提高办公效率，为医院经济业务正常开展、全院医护人员的健康提供了保障（见图11）。

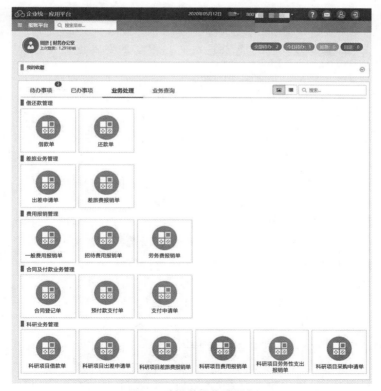

图11　企业统一应用平台

问题101：肿瘤患者出院结算流程应如何优化？

部分地区医院已试点推广"医保移动支付"，通过手机使用医保电子凭证即可实现普通门诊线上挂号费用、诊间费用"医保掌上结算"、线上查询检查报告等。非试点地区医院可开通病区自助结算、床旁结算服务等，住院患者在病区护士站就可办理"一站式"无现金结算，无须在病区与收费窗口来回跑，避免在出院缴费窗口等待过长时间，既为患者家属提供便利，也避免了交叉感染的风险。

问题102：为避免人员交叉，出院患者再次进入住院管控区域，出院结算应如何管理？

出院患者应在办理出院结算前处理完病房的一切手续，避免再次进入住院管控区域。四川省肿瘤医院是四川省内最早实现"血费直退"的医院，部分有血费直退需求的患者，会在出院结算后凭发票去输血科开具退血费的凭证，结算后会再次返回住院管控区域，容易造成人员交叉。医院采取在出院结算处安装输血结算系统，财务人员在系统上直接打印患者输血明细，确定输血类型和数量，并与收费明细核对时间、金额是否相符后按规定进行血费退费，患者在出院结算处一站式办完所有结算流程，无须返回住院管控区域，避免了人员交叉。

问题103：肿瘤患者合并病毒感染的相关住院医疗费用是否纳入了医保基金支付范围？

根据《国家医保局　财政部　国家卫生健康委　国家疾控局关于实施"乙类乙管"后优化新型冠状病毒感染患者治

疗费用医疗保障相关政策的通知》（医保发〔2023〕1号）：

"新型冠状病毒感染患者在所有收治医疗机构发生的，符合卫生健康部门制定的新型冠状病毒感染诊疗方案的住院医疗费用，执行前期费用保障政策，由基本医保、大病保险、医疗救助等按规定支付后，个人负担部分由财政给予补助，所需资金由地方财政先行支付，中央财政按实际发生费用的60%予以补助。该政策以患者入院时间计算，先行执行至2023年3月31日。"

👨‍⚕️ 问题104：肿瘤患者合并病毒感染的治疗药物是否纳入了医保基金支付范围？

根据《国家医保局　财政部　国家卫生健康委　国家疾控局关于实施"乙类乙管"后优化新型冠状病毒感染患者治疗费用医疗保障相关政策的通知》（医保发〔2023〕1号）：

"新型冠状病毒感染诊疗方案中新型冠状病毒治疗药品延续医保临时支付政策，先行执行至2023年3月31日。"

👨‍⚕️ 问题105：肿瘤患者合并病毒感染，使用的抗病毒中医药是否纳入了医保基金支付范围？

国家医保局要求"注重发挥中医药在重大疫情防治中的积极作用，建立完善符合疫情诊疗规范的中医药费用按规定纳入医保支付范围的机制"。以四川省为例，《四川省医疗保障局　四川省中医药管理局关于医保支持中医药传承创新发展的实施意见》（川医保规〔2022〕16号）规定："在重大疫情中，对于国家卫生健康部门诊疗方案中不在基本医疗保险目录范围内且与治疗有关的中成药、中药饮片、中医诊疗项目以及经省药监部门批准的医疗机构中药制剂等，按照相关规定临时纳入医保支付范围。"

问题106：倒卖病毒感染治疗相关医保药品的法律后果有哪些？

2022年3月4日，最高人民法院、最高人民检察院联合发布《最高人民法院、最高人民检察院关于办理危害药品安全刑事案件适用法律若干问题的解释》，规定"对明知系利用医保骗保购买的药品而非法收购、销售，金额五万元以上的，应当依照刑法第三百一十二条的规定，以掩饰、隐瞒犯罪所得罪定罪处罚；指使、教唆、授意他人利用医保骗保购买药品，进而非法收购、销售，符合刑法第二百六十六条规定的，以诈骗罪定罪处罚"。

问题107：医院总值班的巡查工作应如何进行？

（1）做好流程设置。将规定动作做成电子流程，做到监督疫情防控、在岗在位、秩序稳定安全三不误。

（2）评估必查点位与抽查点位。梳理院内防疫路线，评估管控关键点及监督重点，设置必查点与抽查点，做到轻重合理。

（3）结合院内实际与疫情发展程度，及时调整监督强度，灵活适度。

（4）评估防护物资。根据排班情况，评估巡查或者随行检查所需的物资，如医用外科口罩、N95口罩、防护服、手套、速干手消毒剂等物资的种类和数量，预估每日消耗量，按需发放，做好库存清点，避免值班员巡查无防护物资可用。

问题108：医院总值班非工作时间对外咨询服务能力应如何提升？

结合疫情防控各项要求，为及时响应群众看病就医相关咨询，加强各部门信息沟通，通过经验判断与值班员反馈总结，梳理患者关切的问题，利用信息化手段，前置热门问题回复，按照实际政策变动及时更新回复内容，让患者能第一时间了解相关政策信息，将服务场景从线下拓展到线上，信息更透明，同时也能帮助值班电话进行分流，减轻值班员在政策调整期间、疫情暴发期间及夜间值班的咨询负担与心理压力。

问题109：医院总值班培训应如何进行？

特殊时期，院内政策信息迭代更新频繁、信息在传播中亦会失真。仅依靠常规定期培训和值班员自学不足以应对各类突发事件。培训需按资历分层，针对资历浅的新人，建立"师带徒"培训机制，通过理论培训+老师带岗实操，反复演练，拟定场景化的考试内容，考试合格再行上岗，并且循序渐进安排值班任务，从简单到复杂，从压力轻到压力重，让新人自然过渡；对资历深的值班员，重视场景演练的话术培训，加强预见性的培训，进一步提升值班员的应变能力，同时增加辅助工具运用。打造对外信息发布的平台，增加话机录音功能，并专人搜集发布信息，将咨询服务的重心从线下自然过渡到线上，减轻咨询集中暴发的负担，让值班员做到心中有数，沉稳应答，减少投诉。

问题110：医院总值班管理的核心是什么？

总值班管理在病毒感染严重时期，无论是在对内应急事件处置方面还是对外咨询服务方面都受到更大的挑战。为了应对复杂多变环境，保证在非工作时间医院稳定运行，处理好患者各类咨询、诉求，核心是从健全值班管理机制根本出发，修订值班制度，丰富值班管理手段，引入信息工具，让值班流程制度化、规范化、自动化。引入二线管理，管理层级更丰富，形成良性管理循环；引入一线巡查环节，通过下基层一线，主动发现问题、解决问题，不让隐患遗留并发展；咨询场景从线下拓展到线上，让患者有更多的渠道获取院内信息，让院内防疫政策更公开透明；运用电子工具，做好值班汇报记录，"见人见事"，才能有效监督，给执行落实上保险。

问题111：医院总值班遇到突发事件应如何处理，应急处置流程是什么？

医院总值班一线值班员遇到院内突发事件时（此处所称突发事件是指突然发生，造成或者可能造成重大人员伤亡、财产损失、生态环境破坏和严重社会危害，危及公共安全的紧急事件）应在第一时间向二线值班员汇报请示，及时接收、传达、处理二线值班员指示和紧急通知，重大事项二线值班员需及时向院长、党委书记报告，同时二线值班员应到现场指挥工作，一线值班员做好值班记录及备份。

问题112：医院总值班的防疫物资安排应如何进行？

严格按照医院发布的标准，安排专人负责防疫物资领取、发放。以公示的值班表为准，严格控制、固定发放数量，保证员工必要的防护。同时准备储备物资，对储备物资做到定期清点，坚决避免浪费。

问题113：对于急救类、生命支持类设备，科室日常应如何管理？

①对于使用科室，使用前应做好使用前检查，检查设备及配附件是否完整齐全；②在设备使用过程中，密切关注设备运行情况，填写好相关的记录和病案中要求的内容；③在使用后及时登记；④在上一班次结束后，上一班次人员要与下一班次人员做好相关的设备完好情况及设备使用情况的交接，填写《设备交接班记录本》，保证设备完好情况和完好状态的延续；⑤做好设备日常巡查和保养，如果出现故障，第一时间报设备科维修人员进行维修。

问题114：急救类、生命支持类设备日常应如何维修？

在操作急救类、生命支持类设备过程中操作人员不得擅自离开，发现设备运转异常时，应立即通知设备管理部门，同时挂上相应标识，防止他人误用。严禁急救类、生命支持类设备带故障使用、超负荷运转。

一方面，设备维修人员日常应备好充足的急救类、生命支持类设备零配件，遇到突发事件，能第一时间进行维修。另一方面，设备管理部门首先应该做好设备紧急替代流程，并制定相应急救类、生命支持类设备应急预案和维修管理办法，确保急救类、生命支持类设备发生故障的第一时间可以用其他对应设备紧急替代。日常维修人员应按照设备预防性维护（preventive maintenance，PM）计划做好设备的二级保养及三级保养，填写好相关记录，减少设备故障率。设备管理部门定期对急救类、生命支持类设备工作情况进行分析、总结，并对使用科室一级保养工作及其记录进行督查。对不重视三级保养工作的科室，应向设备使用科室负责人通报；若无改进，应向院领导汇报，并发送整改通知，限期整改。

👤 问题115：供应商送货应如何管理？

采购部对供应商实行配送商送货统一管理，对于一般的供应商锁定一人，对于送货频繁的供应商不超过两人通过"通行证"进行配送管理，对于锁定人员按期进行病毒核酸检测，减少本医院人员与外院人员的接触。

👤 问题116：防疫物资采购效率应如何保证？

病毒感染大流行时期容易发生某种防疫物资突然被大量抢购的情况，以致原有防疫物资供应商无法及时足量向医院供货，采购部根据市场供需情况，及时建立防疫物资备选供应商库，从多个渠道进行采购从而保障院内防疫物资稳定供应。

👤 问题117：防疫物资备用库房应如何管理？

在病毒感染大流行时期，很多耗材尤其是防疫物资，时常出现供不应求，市场找不到货源的情形，采购部设置"备用库房"，备存一定期间的防疫物资，并根据疫情现状，实时调整库存。由于防疫物资都是具有效期的，因此采购部实行移库，实施"先进先出"的出库管理方法，以确保物资都在有效期内使用。

问题118：医院食堂在全院职工、患者感染病毒后的恢复期应如何保障餐食供给？

根据病毒感染后的身体康复所需营养及能量特需性，在营养专家指导下制定有助于身体体能恢复的营养餐食，具体方法如：①增加比以往更多的新鲜蔬果以及奶制品等高蛋白质食物；②通过满意度调查和意见、建议反馈，根据职工和患者的康复特征与需求，及时对菜单进行调整和补充。

信息宣传篇

问题119：突发舆情监测预警分析与处置工作应如何开展？

对于媒体转载报道超过50篇、互联网回复浏览比在5%以上的要特别关注，采取相应处理措施，防范舆情发酵和衍生风险。要加强日常监测，将搜集整理到的舆情每日报送，突发、重要舆情实时快报。对于群众反映的真实问题和合理诉求，要及时上报、转办有关部门并推动问题解决，及时反馈。加强新闻发布和舆论引导相关培训，引导相关部门和专家熟悉工作流程，合理组织口径，尊重传播规律，善于与媒体沟通，更好地发布信息，最终目的是推动该项工作不断完善。

问题120：就诊卡应如何办理？预约挂号途径有哪些？

在医院公众服务门户（公众号、官网等）启用创建电子就诊卡功能。当用户在线上完善个人信息并上传身份凭证（身份证、户口本、港澳台居民居住证、护照等）后，即可自动生成电子就诊卡。无智能机的老年用户可选择在线下自助机或窗口办理电子就诊卡。创立多渠道的预约挂号途径，包括医院公众服务门户预约、电话预约以及其他线上合作平台预约。医院应提前发布消息告知公众预约号源释放时间。

问题121：互联网医院优点有哪些？

患者可通过互联网医院选择接诊医生，发起在线咨询、复诊、开药及检查等线上诊疗服务，支持药品配送到家，实现患者与医生、药房之间的互联互通。互联网医院可以满足患者多元化的就医需求，大大节约群众就医的时间和精力，避免门诊人群聚集，从而降低交叉感染的风险。利用"互联网+"技术，对诊前、诊中、诊后等各个环节进行简化优化，真正做到"让百姓少跑腿、数据多跑路"，改善就医环境和就医体验，推动优质医疗卫生服务更加公平可及。

问题122：互联网医院对接诊医生有哪些要求？

国家对互联网诊疗活动实行准入管理。《互联网医院管理办法（试行）》规定："互联网医院提供诊疗服务的医师，应当依法取得相应执业资质，在依托的实体医疗机构或其他医疗机构注册，具有3年以上独立临床工作经验。互联网医院提供服务的医师，应确保完成主要执业机构规定的诊疗工作。"

问题123：互联网医院就诊、检查、开药注意事项有哪些？

（1）患者未在实体医疗机构就诊，医生只能通过互联网医院为部分常见病、慢性病患者提供复诊服务。当患者病情出现变化或存在其他不适宜在线诊疗服务的情况，医生应当引导患者到实体医疗机构就诊。

（2）线上开具的检验、检查项目时间表，必须与线下实体医院的检验、检查时间表进行统一规划安排，防止两者时间安排冲突。

（3）线上开具的检验、检查项目，医生应明确告知患者相关适应证和禁忌证。

（4）患者端检查、检验项目详情展示页面应增加温馨提示和重要提示内容配置，并同步生成与线下业务进行关联的患者身份信息条码。

（5）政策法规明确禁止线上销售的药品不得在互联网医院开具，包括特殊药品（"毒麻精放"类药品）、抗肿瘤特殊用药、激素类药品、吸入性药品、注射类药品、冷链药品、需要测定血液浓度药品等。

问题124：互联网医院对医生服务的配置化管理如何实现？

（1）对医生服务类型（如健康咨询、图文可开方、快速问诊、单独视频问诊，单独语音问诊等）进行不同的服务包配置添加，不同的服务类型及不同的医生，可独立设置服务有效期、咨询条数、最大接诊量、服务过期时间等。

（2）对提供不同类型服务的医生的可操作权限进行配置管理（如图文问诊服务里面可以对视频、语音、文本、图片、开处方、开检查、开检验等多个服务操作进行全部或者部分操作权限勾选）；不同的服务类型，可快速配置不同的知情同意、患者须知、温馨提示内容等。

问题125：互联网医院对药品配送服务、线上线下药品库存同步如何实现？

（1）与物流公司进行对接，药品从实体医院的门诊药房发出，门诊药房将需要配送的药品打包后由专门的快递员来院取药并配送上门。

（2）如有院外专属合作药房，在患者选取相应药房后，系统自动将医生开具的处方推送到该药房，药房将药品打包后由专门的快递员收件再配送上门。

（3）将互联网医院的处方信息与院内HIS系统进行同步，线上线下统一进行药品库存的扣减和更新。

问题126：互联网医院的收费规则如何确定？

"互联网+"医疗服务价格应当按照上级主管部门的有关规定执行。目前四川省制定了相应服务价格，互联网医院的问诊费用统一为30元，若要设立不同的价格，则需要向当地的医保局进行申请。

问题127：互联网医院的患者、医生端入口有哪些？

互联网医院患者端入口可以是医院公众服务门户入口，医生端入口可以是手机端应用。来医院就诊的多为复诊患者，通常会通过医院公众服务门户查看报告，因此医院公众服务门户的使用频率非常高，将互联网医院的入口设置在此可以更好地将患者导向互联网医院。医生在互联网医院手机端登录后可以接诊互联网医院的挂号患者，手机端的信息推送更为及时，可以让医生更快开展线上问诊业务。

问题128：如何提高患者对互联网医院的使用率？

①通过线上宣传（推文等）；②通过门诊大厅以及候诊区线下宣传（海报、展架等）；③通过动员医生，让医生主动向患者进行推荐，让部分不需要到院的复诊患者，通过线上途径问诊。把更多的门诊号源留给新患者。

问题129：检验结果查询途径有哪些？

（1）在医院公众服务门户开放相关检验结果查询功能。

使用院外公众平台而非医院内部系统采集的标本，可用身份证号作为唯一识别号与院内用户进行匹配关联，然后通过医院公众服务门户推送相关检验结果。

（2）将医院相关检验结果通过接口自动上传到院外公众平台，用户可在公众平台查询结果。

（3）针对部分急需检验结果以进入诊疗区域的人员，可通过短信平台及时发送短信告知检验结果。

问题130： 应如何快速告知来院患者就诊须知、防疫政策、流程办理等信息？

（1）在医院公众服务门户建立多重消息推送和通知机制，患者在进入门户首页、预约挂号等界面时均能获取就诊须知、最新的疫情防控政策。

（2）通过短信平台，将防疫政策、门诊就医提醒、检验异常结果、入院注意事项等相关信息发送给患者。

（3）在医院公众服务门户建立在线智能客服系统，方便患者及时获取相关政策和解答。系统还应支持语音播报功能，给特殊群体患者提供便利。

（4）在医院公众服务门户建立消息群发机制，及时为关注了门户的用户群发自定义消息内容，方便医院在相关政策有变更时及时通知用户。

（5）建设出院结算预约系统，并与HIS系统的出院状态对接，完成出院手续且处于离院状态的患者可在病区的自助机或医院公众服务门户上进行出院结算预约，预约排号单上显示患者的序号和当前等待人数。当患者当前等待人数达到设定的数量时，系统发送消息通知患者尽快前往出院结算处办理。同时可在出院结算处的大屏上滚动显示排号信息和办理结算情况。如患者的医保类型支持病毒感染联网结算，可以在入院后及时在入院处或者病区护士站完成医保联网；如暂时不能支持，需全额垫付后回参保地手工报销。

问题131：病毒感染谣言满天飞，如何处理？

针对网络上出现的相关谣言，要及时进行批驳；对于不准确或不实信息要及时主动发声予以澄清；必要时可组织媒体采访当事人、探访事件发生地，还原事实真相；对于恶意攻击、造谣的，要依法进行处理。

问题132：如何提升互联网医院医生的工作效率？

对于初次接触线上问诊的医生来说，在线上为病患服务并不是一件容易的事。手写变为打字、隔着屏幕无法面对面和患者沟通等等事项，都需要一定的时间熟悉。对于不少医生来说，服务一个线上患者的时间可能比线下服务一个患者的时间还要久。可以对医生进行一些简单的线上服务培训，并根据实际情况制定规范化的诊疗流程；与医生沟通，利用碎片化时间进行线上服务。通过各种手段，不仅可提升工作效率，也让患者获得更好的体验。互联网医院还可以对接HIS系统，同步线下的历史医嘱（处方、病历、检查、检验），在患者问诊的时候，医生可以调阅线上线下的所有医嘱。同时，医生在线上录入病历时，可以调用线下病历模板进行引用。

问题133：如何规避公开场合舆情风险？

一是注意穿着搭配。最好不穿戴品牌辨识度高的衣物配饰。女士不穿过于鲜艳的衣服，不穿吊带衫、露背装等性感衣服，着装不应过于单薄紧身，内衣不应外露，不穿时尚拖鞋等，杜绝奇装异服。男士不穿短裤、凉鞋。可视情况穿着统一的工作制服。

二是注意语言用词。公开场合代表的是单位，不是个人。通常不说"我个人认为……""我个人意见是……""这不是我分管的工作……"等。

三是注意情感表达。在不同的场景，注意情感的表达。切忌出现与场景相悖的情感和表情。注重表达对一线工作者的人文关怀，不借机体现个人和部门的付出。

临床试验篇

问题134：受试者不能按时来临床试验机构随访如何处理？

研究者可通过电话、视频、微信等多种途径进行访视，了解受试者的状况。如果不能推迟或取消访视，研究者评估是否可以在当地有资质的医疗机构进行访视，完成常规检查，必要时研究者可与受试者所在当地医疗机构的收治医生沟通确认受试者的具体情况，及时评估检查报告，并如实记录，收集相关检查报告单存档于受试者文件夹中。在方案未变更之前，还应做好相应方案偏离的记录和说明。

问题135：如果受试者无法在临床试验机构接受试验药物治疗，如何采取应对措施？

首先应考虑受试者是否可能从试验药物治疗中获益、是否有合适的替代治疗、当前疾病的严重程度及受试者的健康状态、更换其他治疗所面临的风险等。研究者评估受试者从试验药物中获益，若是因为受试者不能来院，对于通常可以自行使用的试验药物，可调整成替代的安全运送方法交付给受试者；若因为临床试验机构管控无法提供治疗，应在征得受试者同意的情况下，可将受试者转移到可开展试验的临床试验机构，受试者转移的情况应经双方的伦理委员会同意，必要时，可重新签署知情同意书。对于通常在医疗机构才能使用的试验药物，建议与监督管理部门沟通替代性用药计划。

问题136：进行常规病毒感染筛查需要变更临床试验方案吗？

在医疗机构要求对患者进行常规病毒感染筛查的情况下，如果因为试验的需要，将该项检查结果作为新的一个研究目标，则需修订临床试验方案提交伦理委员会审查，否则无须修订。

问题137：受试者不能及时来临床试验机构签署变更后的知情同意书怎么办？

研究者可通过电话、视频的方式与受试者取得联系，充分告知其知情同意书更新的内容，获得受试者口头同意，如实记录并存档在受试者文件夹中，当受试者可以来临床试验机构时，及时签署变更后的知情同意书。

问题138：临床试验现场监查应如何保障？

进行临床试验现场监查，应当充分结合法规的限制、监查的紧迫性以及机构工作人员的可行性，在满足医疗机构防控措施要求下开展现场监查活动。当现场监查受限时，对于有条件的临床试验机构，监查员可通过中心化监查、远程监查、电话和视频访问等多种形式来开展监查工作。监查工作应确保受试者隐私和医疗数据安全。

问题139：临床试验机构对临床研究协调员如何管理？

临床研究协调员为常驻临床试验机构工作人员，接受院科两级管理，兼顾疫情防控要求。新到岗的临床研究协调员，要求携带其所在公司派遣函、保密协议、身份证明等文件至临床试验机构备案，可以工作牌或人脸识别等方式进出诊疗区域开展试验相关工作。临床研究协调员在岗期间应当依照医院及临床科室防控要求采取防护措施。

🩺 问题140：如何加强临床试验安全性事件管理？

在临床试验期间，研究者可通过电话、微信等多种途径，加强对受试者的关注，了解受试者安全状况，并及早予以评估处理。当现场访视减少或推迟时，研究者应继续通过替代方式收集不良事件，通过在替代的评估机构（有资质的当地实验室或影像学中心）中完成常规检查，研究者尽快对检测结果进行审阅、评估和处理，并做好相应方案偏离记录和说明，从而保障受试者的安全和权益。

🩺 问题141：如何加强临床试验药品的管理？

临床试验药品管理员应加强库存管理，根据试验项目的发药要求及受试者随访情况确认药品库存是否充足，库存盘点时间前移。当药品库存不足时，及时告知临床试验申办者寄送临床试验药品，确保临床试验药品供应链顺畅。同时加强临床试验药品物流人员的管理，要求其配合防控措施，并积极关注临床试验药品货物本身的消毒杀菌记录和物流人员的病毒检测报告。当临床试验药品交接时，应加强对运输途中温度记录的关注，查看运输时间是否较正常时期延长，运输过程中是否因延时而出现超温。

🩺 问题142：如何保障不能及时返院的受试者用药权益？

在研究者确认受试者可继续接受治疗后，对于通常可以自行使用的临床试验药品，可调整成替代的安全运送方法交付给受试者，并保证运送全过程符合临床试验药品贮存温度要求，关注受试者隐私保护，以书面通知的形式告知受试者运送的药品详情和用药周期，留存运送过程的一切原始资料。在具体实施过程中可能会出现不可抗力导致的方案违背如药品发放方式的改变，应报告伦理委员会。

问题143：如何保证临床试验药品接收供应？

为避免疫情防控导致物流时效错乱影响临床试验药品的供应，临床试验药房应采用预约制度合理安排药品接收时间，保证药品库存满足治疗需求。同时为避免药品物流人员对疫情防控的影响，应加强对药品货物本身的消毒杀菌记录和物流人员的病毒检测报告的关注。因为疫情可能导致临床试验药品运输时间延长，临床试验药品管理员在接收药品时还应重点关注临床试验药品的运输温度，若出现超温，临床试验药品管理员应及时联系申办方评估超温对药品质量的影响，若影响药品质量，则对此次临床试验药品做出退回处理；若不影响临床试验药品质量，则正常入库。

问题144：如何管理在研临床试验项目？

主要研究者、临床试验机构及申办方应密切关注当下疫情动态，分析疫情可能会对临床试验项目造成的影响，如疫情对临床试验药品供应链的潜在影响、受试者依从性、方案违背、项目质量、项目进度等，提前做好应对措施及应急预案；机构应减少项目管理的线下工作，如项目启动会可改为线上举行，现场监查可适当延后，如有条件可采用远程监查；疫情期间要把研究人员和受试者的安全放在首位，一般建议推迟启动新项目，不筛选新的受试者入组，尽量减少感染风险，待疫情得到有效控制以后，再有序恢复各项工作。

问题145：临床试验受试者如发生病毒感染是否需要推迟或暂停治疗？

对于参加临床试验的肿瘤患者，在临床试验方案设计时应充分考虑到疫情的影响和诊治对策，对于不同的临床试验可能会有不同的要求。但在临床试验治疗过程中，感染病毒的患者一般会推迟/暂停治疗。考虑到临床试验的严谨性，对于感染病毒的肿瘤患者，中断治疗后可能会影响研究结果的分析，因此在中断治疗前应充分告知临床试验申办方和参加试验的受试者，判断是否需要及时调整治疗方案或者选择替代治疗；如中断时间过长，患者是否考虑出组临床试验等问题，均需要根据临床试验方案执行。

参考文献

［1］ 中华人民共和国卫生部. 医疗机构消毒技术规范: WS/T 367—2012[S]. 北京: 中华人民共和国卫生部, 2012.

［2］ 中华人民共和国国家质量监督检验检疫总局, 中国国家标准化管理委员会. 医院消毒卫生标准: GB 15982—2012[S/OL]. [2012-06-29]. http://www.nhc.gov.cn/ewebeditor/uploadfile/2014/10/20141029163321351.pdf.

［3］ 中华人民共和国国家卫生和计划生育委员会. 医疗机构环境表面清洁与消毒管理规范: WS/T 512—2016[S]. 北京: 中华人民共和国国家卫生和计划生育委员会, 2016.

［4］ 国务院联防联控机制综合组. 新型冠状病毒感染防控方案(第十版)[S/OL]. [2023-01-07]. http://www.nhc.gov.cn/xcs/zhengcwj/202301/bdc1ff75feb94934ae1dade176d30936.shtml?R0NMKk6uozOC=1673325152096.

［5］ 国家卫生健康委办公厅, 国家中医药局综合司. 新型冠状病毒感染诊疗方案(试行第十版)[S/OL]. [2023-01-06]. http://www.gov.cn/zhengce/zhengceku/2023-01/06/5735343/files/5844ce04246b431dbd322d8ba10afb48.pdf.

［6］ 国务院联防联控机制综合组. 新型冠状病毒感染疫情防控操作指南[S/OL]. [2023-01-07]. http://www.gov.cn/xinwen/2023-01/09/5735787/files/f0bd5726b60b44beae5a613d3cc86776.pdf.

［7］ 国务院应对新型冠状病毒感染疫情联防联控机制综合组. 关于对新型冠状病毒感染实施"乙类乙管"的总体方案[S/OL]. [2022-12-26]. http://www.gov.cn/xinwen/2022-12/27/content_5733739.htm.

［8］ 国务院应对新型冠状病毒感染疫情联防联控机制综合组.新型冠状病毒感染"乙类乙管"个人防护指[S/OL]. [2022-12-26]. http://www.gov.cn/xinwen/2022-12/27/content_5733767.htm.

［9］ 国家卫生健康委员会, 国家中医药管理局. 关于印发互联网诊疗管理办法(试行)等3个文件的通知[EB/OL]. [2018-07-17]. http://www.gov.cn/zhengce/zhengceku/2018-12/31/content_5435436.htm.

［10］ 黄定凤, 杨洁, 雷莉, 等.肿瘤专科医院放疗患者新冠疫情期间的防控管理[J].肿瘤防治研究, 2020, 47(9): 684-687.

［11］ 胡夕春, 胡志皇, 王碧芸, 等. 新型冠状病毒肺炎与抗肿瘤药物治疗[J]. 中国癌症杂志, 2022, 32(6): 499-511.

［12］ 北京协和医院呼吸与危重症医学科新冠肺炎诊疗参考方案(2022年12月版)[S]. 北京: 北京协和医院,2022.

［13］ 国务院应对新型冠状病毒肺炎疫情联防联控机制医疗

救治组. 医疗机构新型冠状病毒核酸检测工作手册(试行第二版)[S/OL]. (2020-12-28). http://www.nhc.gov.cn/yzygj/s7659/202012/b89bcd0813da41788688eb14787b3c72.shtml.

[14] 王启航, 金城, 关小桐, 等. 新型冠状病毒肺炎疫情下某市三级医院病案消毒防护方式调查[J]. 中国病案, 2020, 21(8): 3-6.

[15] 国家药品监督管理局药品审评中心. 新冠肺炎疫情期间药物临床试验管理指导原则(试行)[S/OL]. [2020-07-14]. https://www.nmpa.gov.cn/directory/web/nmpa/yaopin/ypggtg/ypqtgg/20200715110101939.html.